U0198806

见识城邦

更新知识地图　拓展认知边界

Sharon Moalem   Jonathan Prince

SURVIVAL OF THE SICKEST

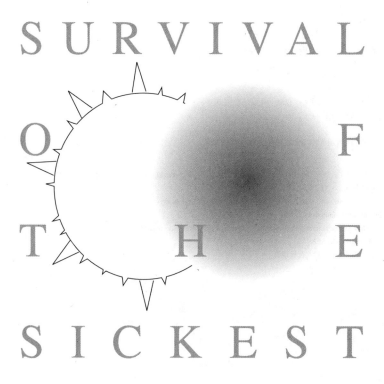

The Surprising Connections Between Disease and Longevity

病者生存

疾病如何延续人类寿命

〔美〕沙龙·莫勒姆
〔美〕乔纳森·普林斯——著   程纪莲——译

中信出版集团 · 北京

图书在版编目（CIP）数据

病者生存 /（美）沙龙·莫勒姆，（美）乔纳森·普
林斯著；程纪莲译. -- 北京：中信出版社，2018.8（2025.1重印）
书名原文：Survival of the Sickest:The
Surprising Connections Between Disease and
Longevity
ISBN 978-7-5086-8901-2

Ⅰ.①病… Ⅱ.①沙… ②乔… ③程… Ⅲ.①医学－
普及读物 Ⅳ.①R-49

中国版本图书馆CIP数据核字(2018)第 089070 号

病者生存

著　　者：[美]沙龙·莫勒姆　　[美]乔纳森·普林斯
译　　者：程纪莲
出版发行：中信出版集团股份有限公司
　　　　（北京市朝阳区东三环北路 27 号嘉铭中心　邮编　100020）
承 印 者：北京通州皇家印刷厂

开　　本：880mm×1230mm　1/32　　印　　张：9.75　　字　　数：162 千字
版　　次：2018 年 8 月第 1 版　　印　　次：2025 年 1月第 16 次印刷
京权图字：01-2018-4352
书　　号：ISBN 978-7-5086-8901-2
定　　价：48.00 元

献给我的祖父母

提比（Tibi）和约瑟菲娜·伊丽莎白·韦斯（Josephina Elizabeth Weiss）

他们用生命教会我

生存的复杂性

目 录

引　言

　　这是一本有关医学奥秘和生命奇迹的书，带你探寻有趣的医学知识，走进这个神话般的世界，冰冷无情的铁、鲜红的热血，还有那永不融化的冰雪都会在书中一一呈现。这也是一本有关人类生存能力和创造力的书，带你探究"为什么"，回答"为什么不"。我们力求循序渐进但又不循规蹈矩地向你娓娓道来所有答案。

　　最重要的是，这是一本有关宝贵生命——你们的，我们的，乃至大千世界、芸芸众生中每一个渺小生灵的书，为你解答我们如何降生至此，我们将何去何从，以及我们将有何作为。

　　欢迎加入我们奇妙的医学奥秘探索之旅。

　　在我 15 岁的时候，我的祖父被诊断出患有阿尔茨海默病（Alzheimer's disease），那年他 71 岁。正像很多人知道的那样，阿尔茨海默病是一种让人无法直视的、可怕的疾病。试想你只有 15 岁，却要眼睁睁看着一位身体原本康健的至亲日渐虚弱，生命之树慢慢凋零，这是一件让人很难接受的事情。你想要知道答案，想要知道为什么这种病会降临在至亲的身上。

现在回想起来，当时我祖父有一种爱好让人觉得很是可疑——他热衷于献血。请注意，我说的是"热衷"。他喜欢献血带给他的感觉，献血让他觉得自己容光焕发。大多数人献血纯粹是为了从情感上获得无私奉献、乐于助人的愉悦感，而对于我的祖父而言，事实并非如此，献血不仅在情感上，而且在身体上给他带来一种良好的感觉。他告诉我，无论他身体的任何部位受到伤害，他所需要的仅仅是一次放血，便能驱散他所有的痛苦。当时我完全不能理解，为何身体失去一些赖以生存的东西会让一个人感觉如此美好。我请教了我的高中生物老师，还请教了家庭医生，却没人能够解释这种现象，于是，我决定自己把这件事情弄个水落石出。

我说服父亲带我去一家医学图书馆，在那里我花费了很多时间来寻找答案。虽然我不知道如何能在图书馆成千上万本医学图书中找到答案，但是我感觉有种力量在指引着我。直觉告诉我，我应该刻苦研读所有关于"铁"的书籍，因为我清楚地知道，每次祖父献血时，铁是身体所损失的很重要的东西之一。然后，奇迹发生了！我在书中找到了一种闻所未闻的遗传病——血色素沉积症（hemochromatosis）。简单来说，血色素沉积症是一种引起铁在体内沉积的疾病，当体内铁沉积过多时，就会损伤胰腺和肝脏等器官，因此这种疾病也被称为"铁过度沉积症"（iron overload）。某些情况下，如果过多的铁沉积于皮肤，就会出现终年不褪的皮肤色素沉着。之后我们会在书中了解到，放血是减少体内铁负荷最有效的途径——我祖父所有的献血行为实际上是在治疗他的血色素沉积症。

其实，当我的祖父被诊断患有阿尔茨海默病时，我本能的反应是阿尔茨海默病和血色素沉积症之间存在着某种必然的联系。你想，如果血色素沉积症会引起危险的铁沉积并损伤其他器官，那么它也可能损伤大脑。当然，那时没有人会把一个15岁孩子的推测当真。

毫无疑问，几年以后填报大学志愿时，我选择了学习生物学专业，以便继续研究和发掘阿尔茨海默病与血色素沉积症之间的关联。毕业后不久，我便得知血色素沉积症的致病基因已被精确查明，我想是时候验证我的推测了，于是，我推迟了去医学院的学习，加入了一个专门研究神经遗传学的博士生项目。我与来自不同实验室的研究人员和医生共同努力，用了仅仅两年多的时间，就找到了答案。虽然基因间的联系错综复杂，但可以确定的是，血色素沉积症与某种特定类型的阿尔茨海默病之间确实存在着关联。

这一成功的研究发现让我悲喜交加，一方面，我证实了高中时代的直觉猜想（同时我也因此获得了博士学位），但是另一方面，这一研究结果却对我的祖父毫无帮助，因为早在 12 年前，也就是在与阿尔茨海默病艰苦抗争 5 年后，他去世了，享年 76 岁。尽管亲人离世带来的内心伤痛难以抚平，但是我知道这一发现可以帮助无数罹患同样重症的人，这也是我想要成为一名医生、一名科学家的首要原因。

我们将在后面的章节中讨论到，这一发现与其他许多科学发现与众不同，它具有产生即时效用的潜力和可能性。在西欧人的后裔中，血色素沉积症是最常见的遗传病之一，有超过 30% 的人带有该病的遗传基因。如果得知自己患有血色素沉积症，你可以采取一些直截了当的办法来降低血液内的铁含量，从而阻止铁沉积对身体器官造成损伤，其中就包括我的祖父自己发现的放血疗法（bleeding）。如果你想确定自己是否得了血色素沉积症，那么首先要做的是了解一下家族成员中是否有血色素沉积症患者，如果有的话，那就需要做一些简单的血液测试以获取诊断结果。假如检查结果呈现阳性，那么你就要定期进行放血治疗，并且改变饮食习惯。但是，不必担心，你完全可以与这种疾病和谐共处，正常生活。

我就是这样一个例子。[1]

18 岁的时候，我第一次感受到了那种"疼痛难忍"的滋味，然后我慢慢意识到，或许我也患上了同祖父一样的"铁过度沉积症"。不出所料，检查结果呈阳性。[2]这一结果如同晴天霹雳，让我陷入了沉思——这对我究竟意味着什么？这一怪病为什么偏偏找上我了呢？而最让我不解的是——进化本应该是优胜劣汰的过程，为什么如此有潜在危害性的致病基因能遗传至今？为什么进化会让这种可怕的基因继续存在？

这正是本书所要探讨的问题。

研究得越是深入，等待回答的问题就会越多。本书便是基于我提出的所有问题，这些问题所引发的所有研究课题，以及在整个研究过程中所发掘的一些内在联系的产物。希望这本书能为你打开一扇窗，带你发现我们赖以生存的美好世界中，那美丽、多样化而又相互交织联系的生命的本来面貌。

我们不光要知道自己的身体出了什么问题、如何应对，我更希望大家能够发现进化过程背后隐藏的秘密，去探寻为何某种情况或者某种传染性因素会首先出现。我相信书中的答案会让你惊讶不已、恍然大悟，我们最终的目的是想给所有的人一个更长寿、更健康的机会。

我们首先要来讨论的是一些遗传病（hereditary disorders）。对于像我这样同时研究生物进化和医学的科学家来说，遗传病是比较容易引起研究兴趣的。在大多数情况下，只有通过遗传产生的疾病，才应该沿着进化线消亡。

进化喜欢有助于我们生存和繁殖的遗传性状，它不喜欢削弱我们或者威胁我们健康的性状（特别是在我们有繁殖能力之前就威胁健康的性状）。通过对遗传基因优胜劣汰，进化给予我们生存或者繁殖的优势，这一过程被称为自然选择。[3] 自然选择的基本原则是：如果一种基因产生使生物体不太可能存活和繁殖的性状，那么该基因（以及该性状）将不会被遗传，或至少不会遗传很长时间，因为携带它的个体不太可能生存下去；相反，如果一种基因产生使生物体更适应环境并且更可能繁殖的性状时，那么该基因（以及该性状）更可能被遗传给后代，某一性状越是显现出优势，那么产生它的基因在基因库中就传播得越快。

由此看来，遗传病似乎并没有太多的进化意义。那么，为什么历经数百年，这些致病基因还会在基因库中持续存在？你很快就会在本书中找到答案。

除此之外，我们还将探究我们祖先生存的环境对塑造我们的基因有何帮助。

我们还要看看那些和我们共同生活在这个地球上的植物和动物，看看它们的进化过程对我们产生了什么影响，或许我们可以从它们的进化中得到启发。我们也会研究其他所有与我们共存的生物——臭虫、细菌、真菌、原生动物，以及准生物（那些携带大量寄生病毒和我们称之为转座子和反转录转座子基因的事物）。

在我们结束这次探秘之旅时，你将重新审视那些生活在我们这颗神奇星球上绚丽多彩的生命体，而且我希望给你带来一种全新的认识，那就是对我们来自哪里、我们与谁生息与共，以及它们来自何方等问题了解得越多，我们就越能掌控自己的命运。

在开始潜心研读此书之前，你需要先摒弃一些先入为主的观念。

首先，你并不孤单。此时此刻，无论你躺在床上还是坐在沙滩上，都有数以千计的生物伴你左右——细菌、昆虫、真菌，或者其他不知名的生物，它们中的一些甚至就存在于你的体内——你的消化系统中充满了数百万细菌，为消化食物提供了重要的帮助。不同生物相依相伴似乎是实验室外的一种常态，而更多的时候，不同生物之间是相互作用、相互影响的，有的作用是有益的，有的作用是有害的，有的则是益害参半的。[4]

其次，进化不会自行发生。这个世界充满了多种多样的生命体，令人惊叹不已。每一种生物——无论是最简单的（比如教科书中最常见的阿米巴原虫），还是最复杂的（也就是我们人类）——都有两种最基本的需求：生存和繁殖。当生物体试图提高生存和繁殖的概率时，进化便发生了。有时候一种生物体的存活是对另一种生物体的死刑判决，因此任何一个物种的进化都会对成百上千的其他物种造成进化压力。

然而，这不是故事的全部。生物体之间的相互作用并不是对进化产生影响的唯一因素，它们与地球的相互作用同样重要。一种在热带沼泽中蓬勃生长的植物必然会在冰川滑入城市时发生变化或者死亡，所以，在影响进化的一系列因素中，我们还要考虑地球环境的变化，无论是剧变，还是微调。35亿年前，从生命第一次出现在我们赖以生存的地球家园上时起，这些变化就已经发生了。

显而易见，每一种活着的物种都会影响其他任一物种的进化，比如导致我们患病的细菌、病毒和寄生虫等，当我们可以抵抗它们的致病性时，为了生存和繁衍，它们会不断进化，迫使我们进一步进化。各种环境因素影响了我们的进化，从多变的天气模式到不断变化的食物供应，甚至是基于文化原因的饮食偏好，好像全世界都在进行一场错综复杂的、多层次的舞蹈表演，我们都是其中的舞者，时而领舞，时而伴舞，但每一时刻都在相互影响彼此的步调——这是一种全球性的、进化中的玛卡莲娜舞*。

　　第三，基因突变并非一无是处，并不是只有 X 战警才能从中获益**。突变就意味着变化——有害突变会使物种被淘汰或是死亡，而有益突变则会使新的性状得到进化发展。保证这一筛选过程顺利进行的机制便是自然选择。如果基因突变帮助生物体存活下来并且继续繁殖，那么该基因便会在基因库中扩散；如果基因突变对生物体的生存和繁殖产生了不利的影响，那么该基因就会消亡。当然，有害或者有益只是视角的问题——若一种突变使细菌对抗生素产生了耐药性，这对我们来说显然有害无益，但对细菌来说却是好事。

　　最后，DNA（脱氧核糖核酸）不是宿命，而是历史的见证者。尽管遗传密码对生命的形成有一定的塑造作用，但是它不能决定你的命运，因为这种作用的大小会因为你的父母、生活环境以及后天选择的影响而截然不同。你的基因是先于你之前

---

* 　玛卡莲娜舞（Macarena），流行于西班牙和拉美地区的一种热情洋溢的舞蹈。——译者注
** 《X 战警》（*X-Men*）是美国科幻作品，剧中有一群拥有各种各样超能力的变种人，他们在出生时就带有突变的基因。——译者注

存在的各种生物进化的产物，从你的父母开始，一直可以追溯到物种起源阶段。你的遗传密码中的任何一个部分，都藏着一段惊心动魄的故事。每一场瘟疫，每一个捕食者，每一种寄生虫，每一次星球剧变，都印证了你的祖先与命运抗争的传奇故事。每一种突变，每一次变化，都是为了帮助他们更好地适应环境，这一切也都被记录了下来。[5]

伟大的爱尔兰诗人谢默斯·希尼（Seamus Heaney）在其诗作中写道，人的生命仅有一次，"希望"和"历史"可以和谐共生；而当"历史"和"变化"和谐共生的时候，进化便应运而生：

假若山巅有烈火，

抑或有闪电和风暴，

上帝的声音从天而降，

那意味着有人在倾听，

呐喊和呱呱坠地的声音，

迎接新生命的降生。

第1章

走出补铁的误区

阿兰·戈登（Aran Gordan）天生就是一位竞技型运动员，6岁时就已成为一名游泳健将，同时还是一名天生的长跑运动员，他如今是一位高级财务主管。1984年，他第一次参加了马拉松比赛，十几年以后他又将目光投向了有"地狱马拉松"之称的撒哈拉沙漠马拉松比赛——全程长达243公里（约为一般马拉松里程的6倍）。参赛选手需要携带装备徒步穿越环境恶劣的撒哈拉沙漠，高温、干旱和流沙这三大"沙漠杀手"考验着每一位参赛选手的耐力。

戈登备战训练时遇到了前所未有的困难。他的身体有点吃不消了，一直感觉很累，而且关节还时不时地疼痛，心跳似乎也跟着加速了。他告诉队友，他有可能无法继续坚持训练，不能再继续跑下去了。无奈之下，他只好向医生求助。

他去看了很多医生，但医生们都无法解释他的症状，或者干脆给出一个错误的结论便将他打发了：当疾病使他沮丧时，医生告诉他可能是压力过大所致，还建议他去找理疗师进行康复治疗；当血液化验显示他的肝脏可能存在病变时，医生却告诫他不要过度饮酒。最终在3年以后，他的医生才找到了真正的病因所在。新的检查结果显示，他血液和肝脏的含铁量远高于正常值，他患上了血色素沉积症。

那时，阿兰·戈登已经病入膏肓了。[1]

血色素沉积症是一种遗传病，会破坏机体内铁的代谢水平。正常情况下，当身体检测到血液中的铁过多时，肠道就会自动减少从食物中吸收的铁量，所以，即使摄入大量的铁，你的身体也不会负荷过多的铁。一旦体内的铁达到了应有的水平，多余的铁就会被代谢掉而不会被吸收。但是对血色素沉积症患者而言，身体总是认为体内没有足够的铁，于是便会继续不断吸收。随着时间的推移，这种铁负荷会产生致命的后果。过量的铁沉积在全身，会损害关节、主要器官以及机体的新陈代谢水平。长此以往，血色素沉积症可导致肝功能衰竭、心力衰竭、糖尿病、关节炎、不孕不育症、精神疾病，甚至是癌症等，并会最终导致死亡。

1865年，阿尔芒·特鲁索（Armand Trousseau，19世纪法国

内科医生）首次描述了血色素沉积症，而在此后的 100 多年里，血色素沉积症都被认为是一种极其罕见的疾病，直到 1996 年，血色素沉积症的主要致病基因才首次被分离出来。从那时起，人们才发现血色素沉积症的致病基因是西欧后裔人群中最常见的变异基因。如果你的祖先是西欧人，那么你携带血色素沉积症致病基因的概率是三分之一或者四分之一。而事实上，每 200 个具有西欧血统的人中，真正患血色素沉积症的人可能只有一个，并伴有血色素沉积症的各种症状。用遗传学的术语来讲，在一定环境条件下，群体中某一基因型（通常在杂合子状态下）个体表现出相应表型的概率被称作"外显率"。举个例子，如果某种基因使得每个携带这种基因的人都有酒窝，那么这种基因就具有非常高的外显率，或者可以被称作"完全外显"。而如果一种基因需要许多其他的环境条件配合才能显现出来，比如血色素沉积症的致病基因，那么这种基因被认为具有很低的外显率，或者可以被称作"不完全外显"。

阿兰·戈登患上了血色素沉积症，过量的铁在他的体内沉积了 30 多年。医生告诉他，如果不及时治疗，血色素沉积症将在 5 年之内夺去他的生命。但是阿兰是个幸运的人，因为人类所知的一种最古老的医疗方法将很快走进他的生活，并帮助他解决铁过度沉积的问题。那就是后话了，咱们先言归正传吧。

为何如此致命的疾病会在我们的遗传密码中持续存在、世代相传呢？要知道，血色素沉积症不是像疟疾那样的传染性疾病，也不是像天花那样的病毒感染性疾病，更与引起肺癌的吸烟等不良生活习惯无关。血色素沉积症是一种遗传病，它的基因在某些人群中是非常常见的，因此，从进化的角度来说，这意味着我们需要这种疾病。

还记得"自然选择"的机制是如何运作的吗？如果某种特定的遗传性状使你变得更强大，尤其是在你生育下一代之前，那么你就更有可能存活、繁殖并将这种性状遗传下去。反之，如果这种遗传性状使你变得更虚弱，那么你就不太可能存活并且繁殖和遗传这种性状。随着时间的流逝，物种会"选择"那些使它们变强的性状，而消除那些使它们变弱的性状，"优胜劣汰"便由此产生。

那么，为什么像血色素沉积症这样的天生"杀人狂魔"会在我们的基因库中持续存在呢？为了回答这个问题，我们必须重新审视生命和铁之间的关系，这里的"生命"不单是指人类的生命，而是世间万物的生命。但是在这之前，我们还需要思考这样一个问题：为什么你会服用一种能在40年之内杀死你的药物？只有一种原因，对吧？那就是：这是唯一能够阻止你明天就一命归西的办法。

天地万物似乎都十分喜欢铁元素，人类新陈代谢的每一个步骤都离不开铁元素。铁元素携带来自肺部的氧气，通过血液将氧气输送到身体各处并释放。铁元素还是酶的重要组成部分，而酶是我们身体内大多数化学反应的催化剂，帮助身体排毒并把糖分转化为能量。"贫血"（iron-poor）是一种大家耳熟能详的疾病，它由人体外周血红细胞容量减少引起，对身体的伤害极大，贫血者可能会有乏力、气短甚至心力衰竭等症状，而饮食中铁元素摄入不足和其他缺铁性因素都是导致贫血的最常见的原因（处于月经期的女性中，有不少于 20% 的人可能会患上缺铁性贫血。而在妊娠期的女性中，患缺铁性贫血的比例更高，高达 50%——虽然孕妇本身不会行经失血，但是腹中胎儿对铁元素的需求是极大的）。如果人体缺铁，我们的免疫力就会下降，会变得面色苍白，并会感到头晕目眩、心悸气短、四肢冰冷、疲乏无力等。

铁元素甚至解释了为什么世界上有些海域清澈蔚蓝却死气沉沉，而其他海域鲜亮翠绿而又生机勃勃。人们发现，当陆地上的尘土被吹入海洋时，尘土中的铁元素也随之进入海水中。在少风的海域，如太平洋的部分海域，铁元素无法随风进入海水中，依靠铁元素繁殖的浮游植物群势必会受到影响。浮游植物是处于海洋食物链最底层的一种单细胞生物，它们是初级的生产者，倘若没有浮游植物就不会有浮游动物，没有浮游动物就不会有凤尾鱼，当然也不会有处于食物链更上层的金枪鱼。然而，在有些海域，如北大西洋海域，含铁丰富的撒哈拉沙漠的风沙正好途经此处，于是便形成了缤纷绚烂的绿色海洋世界。受此启发，科研人员提出了一种对抗全球变暖的计划，称作"巨力多溶液计划"（Geritol Solution），其理念大概是这样：通过向海洋倾倒数十亿吨铁溶液来大规模刺激植物生长，从而充分吸收大气中的二氧化碳，以抵消人类因燃烧矿物燃料而释放到大气中的二氧化碳的影响。1995年，科研人员对这一理论进行了验证，由于倾倒的铁溶液促使大量浮游生物生长、繁殖，一夜之间，加拉帕戈斯群岛附近的一大片海域便从蔚蓝色变成了墨绿色。[2]

正因为铁元素如此重要，所以大多数的医学研究都将注意力集中在缺铁人群中，有些医生和营养学家甚至认为铁元素越多越好，当前食品行业更是无所不用其极，从面粉到早餐麦片，再到婴幼儿配方奶粉中都添加了铁元素。

但是，大家应该都明白"物极必反"的道理。

我们与铁的关系要远比我们以往所了解的复杂得多。尽管它必不可少，但也绝不是多多益善，否则也会像其他物质一样，对我们的生命造成危害。事实上，除了少数依靠其他金属元素来"维持生计"的细菌外，地球上几乎所有生物的生存都离不开铁元素。寄生虫疯狂吞噬我们体内的铁元素，癌细胞依靠铁元素迅速繁殖、扩散。搜寻、控制和利用铁元素的过程犹如一场生命的游戏。对于细菌、真菌和原生动物来说，人类的血液和组织不亚于一座铁金矿。如果人体摄入的铁元素过多，那就无疑是给它们提供了一顿免费的自助大餐。

1952 年，尤金·D. 温伯格（Eugene D. Weinberg）已是一位有天赋的微生物学家，对医学健康知识有着强烈的好奇心，而他的妻子却病魔缠身。在一次轻度感染之后，医生给他的妻子开了四环素（抗生素的一种）。温伯格教授突发奇想，他很想知道妻子的饮食中会不会有什么东西干扰抗生素的疗效。直到今天，我们对细菌之间相互作用的了解也只是浮于表面而已，而在 1952 年，医学科学对细菌的研究更是寥寥无几。温伯格很清楚人类对这一领域所知甚少，也知道细菌是多么不可预测，所以他想测试一下抗生素与他妻子通过饮食摄入的某种特定的化学物质之间会发生怎样的相互作用。

在印第安纳大学的实验室里，他指导助理将四环素、细菌和另外一种有机营养成分或营养元素的化合物放入了几十个培养皿中，而且每一个培养皿中的营养元素都各不相同。几天之后，其中的一个培养皿中长满了细菌，温伯格教授的助理以为是她忘记在那个培养皿中添加抗生素了，于是重新对这种营养元素进行了测试，却得到了同样的结果：细菌大量生长。由此看来，应该是该样本中的营养元素为细菌生长提供了充足的养料，以至于有效抵消了抗生素的作用。你大概猜到是何种营养元素了吧？没错，就是铁元素。

之后，温伯格还证明了铁元素能够帮助几乎所有细菌毫无阻碍地进行繁殖。从发现这一现象的那一刻开始，他便着迷于这项研究，并将毕生的精力投入探究铁元素摄入过量可能对人体产生的负面影响，以及其他物种与铁元素之间的关系的研究中。[3]

人体内铁元素的调节是一个复杂的过程，几乎涉及身体的每一个部位。一个健康的成年人体内通常含有3~4克铁元素，其中大部分存在于血液中的血红蛋白内，用来输送氧气，但是我们也可以在身体其他部分中找到铁元素。鉴于铁元素不仅对我们的生存至关重要，而且可能成为一种潜在的致命因素，那么我们身体产生与之相关的防御机制也就不足为奇了。

如果我们身体的某些部位为感染因子敞开了大门，那么我们就非常容易受到感染。对一个没有伤口或皮肤破损的成年人而言，感染途径主要包括嘴、眼睛、鼻子、耳朵和生殖器。由于感染因子依靠铁元素存活，因而所有的开口部位都被我们的身体判定为铁元素的"禁飞区"，最重要的是，这些开口部位都会由螯合剂（chelator）进行"巡逻排查"——螯合剂这种蛋白质能与铁元素结合并将其锁住，从而阻止感染因子使用它。我们体内的所有液体，包括泪液、唾液，还有这些开口部位产生的黏液都含有丰富的螯合剂。

　　然而，我们体内的铁防御系统绝非如此简单。当我们第一次受到疾病的困扰时，体内的免疫系统就会迅速做出应答，然后利用所谓的"急性期应答"（acute phase response）予以反击。我们的血液中会充满对抗病毒的蛋白质，与此同时，铁元素会被牢牢锁住，以防止生物入侵者利用它来对付我们。这就如同监狱里的一级防范禁闭期一样，四处警备森严、严防死守，保护机体免受疾病的伤害。

　　此外，当细胞发生癌变并不受控制地在体内不断扩散时，机体也会产生类似的应答。由于癌细胞需要铁元素才能生长，所以机体也在试图限制铁元素的可用性。最新的药物研究正在尝试通过模拟这种反应来开发治疗癌症和感染的新药物，其基本原理便是限制癌细胞或感染因子获取铁元素。

　　随着"细菌对铁存在依赖性"这一知识被越来越多的人理解，甚至一些民间疗法也重新获得了尊重。人们过去常常用蛋清浸泡过的稻草来敷盖伤口，以防止伤口感染，事实证明，这未尝不是一种预防感染的好办法，因为蛋清的确具有预防感染的功效。我们知道，蛋壳是多孔透气的，这样小鸡的胚胎就可以在里面"呼吸"，然而，多孔的蛋壳也是存在危险性的，因为不只空气能够进入蛋壳内，各种各样讨厌的微生物也同样可以进去。这时候就需要蛋清来做好防御工作了。由于蛋清中富含螯合剂（一种能够锁住铁元素的蛋白质，在我们身体的各个"入口处"进行"巡逻"保护），可以保护正在发育中的小鸡胚胎（或者蛋黄）免受感染。

铁元素和感染之间的关系也解释了为何母乳喂养是防止新生儿感染的一种有效途径。这是因为母乳中含有乳铁蛋白（lactoferrin），它可以与铁元素结合，从而防止细菌吞食新生儿体内的铁元素。

在我们重新回到阿兰·戈登和血色素沉积症的话题之前，需要先去拜访一下14世纪中期的欧洲，虽然那并不是一段美好的时期。

从1347年开始，被人们称为"黑死病"的鼠疫席卷了整个欧洲，疫情持续数年，尸横遍野。大约有三分之一到一半的欧洲人在这场瘟疫中丧生，死亡总人数超过了2 500万。这场灾难可以说是史无前例的，并且在此之后的历史记载中也没再出现过如此空前的大瘟疫。当然，我们希望今后永远都不会再出现。

鼠疫是一种非常可怕的疾病，其最常见的感染方式是鼠疫的致病菌（*Yersinia pestis*，即鼠疫杆菌，也被称作"鼠疫耶尔森菌"，以亚历山大·耶尔森的名字命名；耶尔森是1894年首次将该细菌分离出来的细菌学家之一）定植在人体的淋巴系统中，进而导致腋下和腹股沟的淋巴结肿大、疼痛，最终这些肿大的淋巴结会穿破皮肤形成黑斑并使其脓肿、破溃。如果不及时治疗，鼠疫感染者的存活率只有三分之一。（这还只是鼠疫的一种感染形式，即淋巴系统受感染以后的腺鼠疫。当鼠疫杆菌侵入肺部，并通过空气进行传播时，它的杀伤力会变得更强，同时传染性也会更高，患者的死亡率高达90%！[4]）

1347年秋天，停靠在意大利墨西拿（Messina）的热那亚贸易船队被认为是这场欧洲鼠疫最可能的始作俑者。当船队到达港口时，大多数船员已经死亡或者奄奄一息了，船队中有些船甚至都没来得及驶入港口，在最后一名船员因病重无法掌舵后，便在海岸搁浅了。强盗、土匪们将船只残骸洗劫一空，但是后果却在他们以及他们遇到的每一个人的意料之外——他们把可怕的瘟疫带上了岸。

1348 年，一个名叫加布里埃尔·德穆西（Gabriele de'Mussi）的西西里公证人讲述了这场鼠疫是如何从船上向岸上蔓延，并逐渐肆虐整个欧洲大陆的：

> 唉！我们的船只驶进了港口，但是 1 000 名船员中幸存者不足 10 人。我们终于回到了家中，族人们从四面八方赶来探望。可悲的是，我们却向他们投掷了死亡的飞镖……他们回到自己家里，瘟疫很快就感染了他们的家人，所有人在三天之内命丧黄泉，被埋葬于同一座坟墓中。[5]

随着疾病从一座城镇蔓延到另一座城镇，恐慌情绪也随之上升。祈祷守夜，点燃篝火，教堂里挤满了人。不可避免的是，人们要寻找替罪羊。首先是犹太人，然后是女巫，但是，即便是把他们围起来活活烧死，也没有阻止瘟疫的疯狂蔓延。

有意思的是，与庆祝逾越节（Passover）有关的做法可能有助于保护犹太人免受鼠疫的侵袭。逾越节是为期一周的节日，为了纪念犹太人从埃及的奴役中逃离出来而设立。作为庆祝活动的一部分，犹太人在节日期间不吃发酵的面包，甚至家中也不能存放面包。在世界上的很多地区，尤其是欧洲，小麦、谷物甚至豆类在逾越节期间都是禁品。纽约大学医学中心内科医学教授马丁·J. 布莱泽博士（Dr. Martin J. Blaser）认为，这种对谷类食物的"春季大扫除"可能减少了老鼠觅食、接触食物的机会（老鼠是鼠疫的传播者），从而保护犹太人免受瘟疫的侵害。[6]

当时，瘟疫受害者和医生都不知道是什么原因导致了这种疾病，当地政府也因为要掩埋大量的尸体而不堪重负，于是，疫情变得越来越糟糕。老鼠们开始以感染瘟疫的尸体为食，而鼠蚤又以感染的老鼠为食，继而幸存的人们也被鼠蚤传染致病，如此便形成了恶性循环，导致疫情一发不可收拾。1348 年，一位名叫阿尼奥洛·迪·图拉（Agnolo di Tura）的锡耶纳人（锡耶纳是意大利托斯卡纳大区城市）这样写道：

> 父亲埋葬了孩子，妻子埋葬了丈夫，兄弟姐妹一个接着一个地死去。空气中弥漫着死亡的味道，仿佛只要吸一口气，或者瞥一眼，就会染上瘟疫而身亡，而他们确实就这样死去了。即便是花钱雇人或者出于友情援助，也没有人愿意帮忙掩埋尸体。于是，家人只能将死去的亲人扔进沟渠里，没有牧师，也没有祷告词……许多大深坑被挖了出来，成千上万的死者被堆埋其中。每天都有数百人不断死去，不分昼夜……一旦这些大坑被填满，更多的大坑就

会被挖出来……而我，阿尼奥洛·迪·图拉，绰号"胖子"，亲手埋葬了我的五个孩子。还有一些死者，由于掩埋得不够深，被恶狗拖了出来，它们"饱餐一顿"之后，满城留下的都是尸体的残骸。没有人为死者而哭泣，因为所有的人都在等待死亡。死亡人数如此之多，让人们绝望地以为"世界末日"已经来临。[7]

出乎人们意料的是，世界末日并没有来临，这场大瘟疫并没有夺走地球上所有人的生命，甚至没有夺走所有欧洲人的生命。即便在感染者中，依然有人存活了下来。这是为什么呢？为什么有的人死了，而有的人却活了下来？

答案渐渐浮出水面，正如阿兰·戈登找到的答案一样，这或许也跟铁元素有关。新的研究表明，在某一特定的人群中，铁元素的含量越高，感染瘟疫的可能性就越大。过去，健康的成年男性比其他任何人患病的风险都高，因为儿童和老年人往往由于营养不良导致体内缺铁，而成年女性也因月经、妊娠和哺乳周期性地流失铁元素。这或许就是问题的答案所在，正如艾奥瓦大学的史蒂芬·埃尔（Stephen Ell）教授所写的那样："铁状态（iron status）是映射死亡率的一面镜子。以此可以推测，成年男性患病的风险最高，而女性（尤指行经失铁的女性）、儿童和老年人患病的风险相对较低。"[8]

虽然没有任何高度可靠的死亡率记录来证明这一点，但是很多学者都认为，处于人生鼎盛时期的壮年男性是最脆弱、最易受疾病威胁的。在最近（其实距离现在仍然很久远）爆发的几次鼠疫中，人们终于发现了可靠的死亡率记录来证明，的确是健康的成年男性最容易遭受感染。一项关于 1625 年圣博托夫教区（St. Botolph's Parish）鼠疫的研究表明，15～44 岁的男性死于这种疾病的人数比同年龄段的女性要多出一倍。[9]

现在，让我们重新来讨论一下血色素沉积症。按理来说，由于血色素沉积症患者体内含有大量的铁，他们应该更容易被感染，尤其是被瘟疫感染，对吧？

答案却是否定的。

还记得机体在遭受疾病侵袭时会发生的铁螯合反应吗？原来，血色素沉积症患者体内的铁螯合反应是会一直存在的。机体所吸收的多余的铁元素被分散在全身各处，但并不是身体的每一个部位都会有。当大多数的细胞因为体内铁元素过量而死亡时，有一些特定类型的细胞却是因为体内铁含量远低于正常值而死亡的。血色素沉积症患者体内缺铁的细胞是一种被称为"巨噬细胞"（macrophage）的白细胞。巨噬细胞好比我们免疫系统中的巡逻警车，它们在我们的体内来回巡察，一旦发现不速之客，就立即将其团团围住，并试图将它制服或者消灭，最后把它带回到我们的淋巴结"驻地"关押候审。[10]

在正常人的体内，巨噬细胞中含有大量的铁。很多传染性病原体，比如结核杆菌，都可以依靠巨噬细胞中的铁进行生存和繁殖（这正是机体试图通过铁螯合反应来拦阻的环节）。当一个正常的巨噬细胞吞噬了某些传染性病原体以保护机体免受侵袭时，它却在无意中给这些病原体植入了一种"特洛伊木马"程序，使它们接触到能够让其变得更加强大的铁。于是，当巨噬细胞到达淋巴结时，巡逻警车里的入侵者已经变成了全副武装的"恐怖分子"，并利用淋巴系统在身体各处游走、搞破坏。这正是鼠疫发生时的情形：肿胀和破裂的淋巴结是细菌将人体的免疫系统据为己用、进行破坏的直接后果。

最终，病原体获取巨噬细胞中铁元素的能力，决定了细胞内的感染是恶性致命的还是良性自限的。我们的免疫系统能够通过吞噬病原体来阻止感染的扩散，这种能力持续的时间越长，机体就越容易找到其他的方法来战胜它，比如产生抗体。倘若你体内的巨噬细胞缺铁，就像血色素沉积症患者体内的巨噬细胞一样，那么这些巨噬细胞还具有一种特殊的优势：它们不仅能够有效隔离感染因子，使其不再侵及身体的其他部位，还能将那些传染性病原体活活饿死！

新的研究表明，缺铁的巨噬细胞可谓免疫系统中的"李小龙"。在一组对比实验中，血色素沉积症患者的巨噬细胞和正常人的巨噬细胞被放入了不同的培养皿中，以测试它们对同种细菌的杀伤能力。实验结果显示，血色素沉积症患者体内的巨噬细胞"一举歼灭"了培养皿中的细菌——由于它们有效限制了细菌对铁的利用，因而比正常人体内的巨噬细胞具有更强的杀伤力。[11]

现在，我们就可以回答前面提出的问题了：你为什么要服用一种保证会在 40 年之内杀死你的药物？那是因为它起码能让你见到明天的太阳。我们为什么要选择保留这样一种基因，让我们在步入中年时，因体内的铁沉积而死亡？那是因为它能保护我们免受某一特定疾病的伤害，而不至于英年早逝。

血色素沉积症是由基因突变引起的，而且在鼠疫爆发之前就已经存在。最近的研究表明，血色素沉积症起源于维京人（北欧海盗），并且随着他们在欧洲海岸的殖民统治而在北欧传播开来。这种基因突变最初可能是机体的一种保护机制，为了改善生活在恶劣环境中营养不良的人群体内缺铁的状况而逐步形成的（如果这种假设真的成立的话，那么所有生活在缺铁环境中的人应该都会患上血色素沉积症，但是事实并非如此）。有些研究人员推测，患有血色素沉积症的女性可能会从通过饮食摄入的多余的铁中获益，因为这些铁能防止她们患上由月经引起的贫血症，这反过来又能帮助她们生育更多的孩子，而这些孩子也会携带血色素沉积症的突变基因。更有其他的理论推断，维京男性或许已经消除了血色素沉积症的负面影响，因为他们的"勇士文化"（血腥的野蛮杀戮）会导致频繁失血。

随着维京人在欧洲海岸安家定居，基因突变的频率可能也跟着大大增加了，遗传学家将这一过程称为"建立者效应"（the founder effect，也称"奠基者效应"或"创始人效应"等）。当一小群人在人烟稀少、与外界隔绝的地区建立殖民部落后，那里便会出现很明显的近亲繁殖现象。这种近亲繁殖几乎保证了所有早期非致命性的突变基因在部落人群中广泛存在。[12]

随后，在 1347 年，鼠疫开始在欧洲蔓延。携带血色素沉积症突变基因的人对鼠疫的抵抗力尤其强大，这是因为他们体内有缺铁的巨噬细胞来保护他们免受病毒的侵害。所以，即便这种突变基因在几十年后会夺走他们的生命，至少在当时他们比未患血色素沉积症的人更有可能在瘟疫中存活下来，繁衍生息，并将这种突变基因遗传给子孙后代。在一个大多数人都不能活到中年的人群中，有一种遗传特性既能在你迈入中年时将你置于死地，同时也能增加你活到中年的概率，它到底是什么呢？
这是我们需要去探究的问题。

　　被称为"黑死病"的鼠疫是历史上爆发的最知名，也是最致命的一次瘟疫，但是历史学家和科学家都认为，在 18 世纪或 19 世纪以前，欧洲的每一代人几乎都反复经历过鼠疫。假如血色素沉积症帮助第一代突变基因的携带者成功熬过了鼠疫，那么随着基因在人群中突变频率的倍增，那些连续爆发的鼠疫很可能更加扩大了这种突变基因的影响力。继而，在随后的 300 年里，伴随着鼠疫的不断卷土重来，这种突变基因最终被植入了北欧人和西欧人的基因库中。血色素沉积症突变基因携带者（拥有抵御瘟疫的潜质）人数的不断增加，或许也解释了为什么之后出现的鼠疫没有 1347 年至 1350 年发生的鼠疫具有那么大的致命性和杀伤力。

　　这种对血色素沉积症、感染和铁元素的全新认识，引发了对两种由来已久的医疗方法的重新思考——一种非常古老但却令人心生怀疑，另一种产生年代较近但却武断教条。前者是放血疗法，现在又重新回归了医学界；后者是补充铁剂法（iron dosing），尤其适用于贫血症患者，如今在很多情况下也被重新审视。

放血疗法是史上最古老的医疗行为之一，迄今为止没有什么疗法比这更历史悠久、更错综复杂了。最早关于放血疗法的记载出现在 3 000 年前的埃及，到 19 世纪，放血疗法的应用到达了巅峰，然而在接下来的上百年时间里，这种疗法一直被世人诟病，认为它是一种野蛮而又残酷的行为。据史书记载，2 000 多年前，叙利亚的医生曾使用水蛭进行放血治疗；12 世纪时，伟大的犹太学者迈蒙尼德（Maimonides）作为埃及阿尤布王朝苏丹萨拉丁（Saladin）的私人医生，也曾使用放血疗法为其治疗。从亚洲到欧洲再到美洲，医生和巫师们都曾采用放血疗法为病人治疗，他们使用的工具稀奇古怪，有锋利的棍棒、鲨鱼的牙齿，还有微型的弓箭等。

在西方的医学史中，放血疗法的理论基础源自古希腊的名医盖伦（Galen），他提出了著名的"四体液学说"，这四种体液是指血液、黏液、黑胆汁和黄胆汁。盖伦及其学派认为，人类所有的疾病都是这四种体液失去平衡所致，而医生的职责就是通过禁食（fasting）、清肠（purging）和放血（bloodletting）等疗法使这四种体液回归平衡。

大量的古代医学文献对应该"如何放血""在何处放血"以及"放多少血"等问题进行了记载。1506 年的一本医书的绘图页中指出了人体的 43 处"放血点"，其中仅头部就有 14 处。

几个世纪以来，西方国家的人要是身体不舒服想要放血治疗，最常去的地方就是理发店。如今，我们熟悉的理发店门口放置的红、蓝、白条纹相间的三色旋转柱，其实就是当年理发店提供放血治疗服务的标志（红色代表动脉，蓝色代表静脉，白色代表绷带）：柱子顶端的黄铜碗用于盛放水蛭，底端的碗则用于装流出来的血液；柱子上红色和白色的螺旋条纹源于中世纪时人们将洗过的绷带挂在柱子上吹干的举动，这些绷带会在风中扭动，绕着柱子呈螺旋状缠绕。你或许会纳闷儿：为什么那时的理发师会扮演外科医生的角色呢？原因很简单，因为理发师手中有剃刀啊（当时理发师最常用的一种刀叫"柳叶刀"）！

18 世纪到 19 世纪时，放血疗法的应用达到了鼎盛时期。当时的医学文献记载：如果因为发烧、高血压或者浮肿而就诊，你会被放血；如果因为身体有炎症、中风或者神经系统紊乱而就诊，你也会被放血；如果因为咳嗽、头晕、头痛或者气短而就诊，你依然会被放血。即使你在大出血，医生也会毫不犹豫地对你进行放血治疗！这听起来很疯狂是吧？

现代医学科学一直以来对放血疗法都持怀疑的态度，并列举了诸多理由来指责它的不足之处，其中有些观点确实值得我们深思。例如，18 世纪到 19 世纪时，放血疗法被当成一种能包治百病的"仙术"风靡一时，这种做法是极其不靠谱的。

乔治·华盛顿患上咽喉炎以后，他的主治医生给他实施了放血疗法，在短短的24小时之内就至少给他放了四次血。华盛顿究竟是死于感染，还是死于失血引起的休克，我们今天已不得而知。但是在19世纪时，医生把放血当成了一种常规的治疗方式，经常给病人放血，直至他们昏厥、不省人事，他们认为这才是适量放血的标志。

经过近千年的追捧实践，放血疗法终于在20世纪初开始走向衰亡。医学界，甚至是普通大众都认为，放血是科学发展以前的医学中所有野蛮行为的缩影。现如今，新的研究表明，对放血疗法的大肆批判可能有失偏颇了，它并非一无是处，我们不应该对它全盘否定，而应该以一种辩证的态度来看待它。[13]

首先，非常明确的一点是，放血疗法或者按现在的说法叫"静脉切开术"（phlebotomy），是治疗血色素沉积症的首选方法。血色素沉积症患者进行定期放血可以帮助他们将体内的铁含量降低至正常水平，并防止身体器官中的铁积聚对身体造成伤害。

其次，放血疗法不仅仅适用于血色素沉积症，医生和研究人员也正在研究将静脉切开术作为对抗心脏病、高血压和肺水肿的辅助手段的方法。因此，我们曾经彻底摒弃的史上著名的

放血疗法，如今也有了另一番景象。新的证据表明，适度放血
可能也会产生有益的效果。

一位名叫诺曼·卡斯廷（Norman Kasting）的加拿大生理学
家发现，出血的动物会诱导其血管内激素后叶升压素（hormone
vasopressin）的释放，从而使它们的体温下降，进而刺激免疫系
统进入更高的应激状态。目前这种相关性尚未在人体中得到证
实，但是史料中却有大量关于放血和体温下降之间相关性的记
载。此外，放血或许可以通过减少致病菌赖以生存的铁元素含
量，来帮助机体抵御感染；或者也可以在机体识别到感染因子
的存在后，帮助机体做出隐藏铁元素的本能的<u>应激反应</u>。

试想一下，静脉切开术能历经数千年并风靡全球，这可能
也说明它确实产生了一些积极的作用。如果每一个接受放血治
疗的人都死了，那么医生估计很快就失业了，放血疗法必然也
会迅速退出历史的舞台。

万万没想到，一种曾经被"现代的"医学科学果断摒弃
的古老的医疗行为，结果却是治疗某一疾病的唯一有效的方
法，如不及时治疗，这种疾病会摧毁成千上万人的生命，这
一点是毋庸置疑的。由是观之，医学科学研究需要以史为鉴、
严谨慎行，毕竟科学界不能解释的现象要远比已经攻破的难
题多得多。

铁元素是好的，是好的，是好的（重要的事情说三遍）！

好了，现在你知道了，天底下任何好的东西都不是多多益善的。所以一提到铁元素，它应该是适度的，是适度的，是适度的（重要的事情同样要说三遍）！但是时至今日，医学界仍然没能就此达成共识，反对者的理由是：既然铁被公认为对人有益，所以理应是越多越好吧？

一位名叫约翰·默里（John Murray）的医生与他的妻子在索马里难民营工作时注意到，很多流浪难民尽管身患贫血症，并且反复遭受各种有毒病原菌的侵袭，包括疟疾、结核病和布氏杆菌病等，却并未见明显的感染迹象。为了搞清楚产生这种反常现象的原因，他决定首先用铁来对其中的部分难民进行医治。他给了一些难民铁补充剂来治疗他们的贫血症，果不其然，感染症状很快就显现了出来。在接受铁剂治疗的难民中，感染的发生率急剧增长。所以，这些患贫血症的索马里难民本身是抵御不了感染威胁的，只不过是贫血症恰巧提升了他们的抵抗力，其体内的缺铁状态对抵御感染起着至关重要的作用。

35 年前，新西兰的医生经常给毛利人（新西兰的原住民）的婴儿注射补铁剂。他们认为，毛利人通常饮食不良，体内铁含量不足，因而他们的婴儿容易患贫血症。[14]

然而结果却不尽如人意，被注射铁剂的毛利人婴儿患潜在致命性感染的风险率是其他婴儿的 7 倍，包括患败血症（血液中毒）和脑膜炎等。像我们所有的人一样，婴儿体内也有被分离出来的存在潜在危害性的细菌菌株，但是这些菌株通常被他们的身体控制着。而当医生给这些婴儿补充了铁剂，这就无疑是给有害细菌的繁殖提供了助推燃料，其后果可想而知。

不仅仅是注射铁剂会加速感染的发生，添加了铁元素的食物也可以成为细菌的美食。许多婴儿的肠道中可能存在肉毒杆菌孢子（蜂蜜中也含有这种孢子，这也是为何医生会建议父母不要给婴儿喂食蜂蜜的原因之一，特别是在宝宝 1 岁之前）。一旦孢子在肠道中萌发、生长，结果可能是致命的。一项对加利福尼亚州 69 例婴儿肉毒中毒案例的研究发现，婴儿肉毒中毒的致命和非致命病例之间存在一个关键的区别：喂食添加了铁补充剂配方奶粉的婴儿与母乳喂养的婴儿相比，发病的年龄更早，而且也更容易患病。案例中 10 名不幸夭折的婴儿都是用加强铁的配方奶粉进行喂养的。

顺便说一下，在我们的基因库中，血色素沉积症和贫血症不是人体唯一可以用来抵御其他"外敌入侵"的遗传病，这些疾病也并不全是与铁元素有关的。除了血色素沉积症，欧洲人群中第二种最常见的遗传病是囊性纤维化（cystic fibrosis）。这是一种可以侵及身体多个脏器的可怕疾病，大多数患有囊性纤维化的人都会英年早逝，死因常与肺部的病变有关。囊性纤维化是由 CFTR（囊性纤维化穿膜传导调节蛋白）基因突变引起的，是由于突变出现在两个等位基因上所致，此时患者会表现出相应的临床症状；而当突变仅出现在一个等位基因上时，该类人群则被称为"携带者"，他们并不会表现出相应的临床症状。据推测，欧洲后裔中至少有 2% 的人是这种基因的携带者[*]，因而从基因的角度来看，这种突变其实是非常普遍的。新的研究表明，携带囊性纤维化致病基因的一个等位基因似乎就会对预防结核病产生一定的积极作用。结核病也被称作"消耗性疾病"，因为它最终会将患者从内向外"掏空"。据估计，1600年至 1900 年间，有 20% 的欧洲人死于结核病，这也使结核病被列为致命性疾病。由此看来，在浩瀚的基因库中，能帮助人类远离结核病侵害的基因确实是非同一般，不容小觑呢！

　　当阿兰·戈登开始备战艰苦的撒哈拉沙漠马拉松比赛时，他第一次表现出了血色素沉积症症状。他花费了 3 年的时间才查出真正的病因，其间，他的病情日益恶化，令人沮丧的检查结果和千奇百怪的误诊不断折磨着他。当他终于知道自己出了什么问题的时候，却被告知：如果得不到妥善的治疗，他最多

---

[*]　也有研究认为欧洲后裔中至少有 4% 的人携带囊性纤维化致病基因。——编者注

活不过 5 年。

今天，我们知道了阿兰患的是血色素沉积症，一种欧洲血统人群中最常见的遗传病，同时也是一种可能曾帮助过他的祖先在瘟疫中幸存下来的疾病。

今天，阿兰已经通过放血疗法恢复了健康，而放血疗法是地球上最古老的医疗行为之一。

今天，我们对我们的身体、铁元素、感染以及血色素沉积症和贫血症等疾病之间复杂的关系有了更加深入的了解和认识。

"那些企图杀死我们却始终未能得逞的东西，反而会让我们变得更加强大。"

这有可能是阿兰·戈登在 2006 年 4 月（也就是医生宣判的"死期"之后的几个月）第二次完成撒哈拉沙漠马拉松比赛的时候所想的吧！

第 2 章

血糖里隐藏的秘密

据世界卫生组织（World Health Organization）估计，目前全球有 1.71 亿人患有糖尿病，预计到 2030 年，这个数字还将翻一番。[1] 即使你周围认识的人中没有糖尿病患者，你也一定听说过一些罹患糖尿病的名人，比如哈莉·贝瑞*、米哈伊尔·戈尔巴乔夫**和乔治·卢卡斯***等。糖尿病是世界上最常见的慢性病之一，而且变得日益普遍。

糖尿病与身体中的糖，特别是被称为"葡萄糖"（glucose）的血糖相关。当人体分解食物中的碳水化合物时，就会产生葡萄糖。葡萄糖是人体内新陈代谢不可缺少的营养物质：它会为大脑提供能量，为身体制造蛋白质，而且任何需要产生热能的

---

* 哈莉·贝瑞（Halle Berry），好莱坞历史上第一位黑人影后，"猫女"的扮演者。——译者注
** 米哈伊尔·戈尔巴乔夫（Mikhail Gorbachev），苏联共产党中央总书记（1985—1991）、第一位兼最后一位苏联总统（1990—1991）。——译者注
*** 乔治·卢卡斯（George Lucas），电影《星球大战》的导演。——译者注

时候都离不开它。在胰岛素（insulin，由胰腺分泌的一种激素）的帮助下，葡萄糖被储存在你的肝脏、肌肉和脂肪细胞（你可以将它们看作自己身体内部的"石油输出国组织"）中，并根据身体的需要被转换成热量。

糖尿病的英文全称是 diabetes mellitus，直译过来是"穿过香甜的蜂蜜"。糖尿病第一个外在表现便是多尿，患者体内大量的含糖尿液被排出。早在数千年以前，人们就已经注意到糖尿病患者尿液的气味特别甜。古时中国的大夫便是通过观察蚂蚁是否会被某个人的尿液吸引来诊断和监测糖尿病的。[2] 在糖尿病患者体内，由于胰岛素帮助人体代谢葡萄糖的过程被破坏，导致血液中的糖分含量异常升高。如果不加以控制，这些不正常的血糖水平可能会引起快速脱水、昏迷和死亡。即使严格控制，糖尿病的长期并发症包括失明、心脏病、中风和血管疾病等，也常常会导致坏疽，甚至是截肢。

糖尿病主要有两种类型：1 型和 2 型。根据发病年龄的不同，这两种类型的糖尿病通常也分别被称为"青少年型糖尿病"和"成年发病型糖尿病"（随着儿童肥胖率的暴涨，儿童中 2 型糖尿病的人数也快速增加，导致"成年发病型糖尿病"越来越成为一种误称）。

一些研究人员认为，1 型糖尿病是一种自身免疫性疾病——

人体自然存在的防御系统错误地将自身的某些细胞识别为"外来入侵者"并出手将它们消灭。在1型糖尿病患者的体内，受到这种错误攻击的细胞恰好就是胰腺中参与胰岛素合成的细胞。没有胰岛素就意味着人体的血糖精炼厂关门歇业了。目前，1型糖尿病只能通过每日注射一定剂量的胰岛素进行治疗，尽管可以通过手术植入胰岛素泵，但是最常见的还是患者自己进行注射。除了每天注射胰岛素外，对1型糖尿病患者而言，密切关注血糖水平、严格控制饮食、适量的运动也十分重要。

在2型糖尿病患者的体内，胰腺仍然可以产生胰岛素（有时甚至可以达到较高的水平），但是胰岛素水平可能过低，或者体内的其他组织对胰岛素产生了抵抗性，从而造成血糖的吸收和转化功能受损。由于身体仍然可以产生胰岛素，所以2型糖尿病患者通常可以在不注射胰岛素的情况下，通过其他药物治疗、谨慎的饮食、合理的运动、减轻体重和监测血糖来控制病情的发展。

除了上述两种类型以外，还有一种在妇女妊娠期间被诊断出来的糖尿病，被称为"妊娠期糖尿病"。妊娠期糖尿病可以是一过性的，一般在妊娠期结束以后患者便可以恢复正常。在美国，有4%的妊娠期妇女患有这种糖尿病——每年大概有10万名孕妇患者。由于准妈妈血液中多余的糖分会通过胎盘进入胎儿的体内，胎儿正常胰腺组织分泌的胰岛素会将这些糖转化为多余的脂肪和蛋白质，从而导致胎儿体重增长过快，因此患有妊娠期糖尿病的准妈妈很容易产下"大胖娃娃"，用医学术语讲就是"巨大儿"。一些研究人员认为，这种类型的糖尿病可能是被饥饿的胎儿"有意"触发的，他们在向妈妈索要"一大桌子的自助美味甜点"（葡萄糖）。

那么，糖尿病的致病原因到底是什么呢？事实上，我们还没有完全搞清楚。糖尿病的病因很复杂，遗传、感染、饮食和环境等因素都可能致病，但是至少有一点可以确定，遗传因素是糖尿病的重要致病因子，当然同时也不能排除其他的致病因素。就1型糖尿病而言，其诱因可能是病毒，也可能是环境因素。对于2型糖尿病，科学家认为很多人由于不良的饮食习惯、缺乏锻炼导致过度肥胖，进而诱发了糖尿病。因此，遗传会引起1型糖尿病和2型糖尿病（尤其是2型糖尿病），这一点是确定无疑的。这正是我们探究的出发点所在，现在看来，事情变得越来越有意思了，真相很快就会揭晓。

1型糖尿病和2型糖尿病的发病率在很大程度上取决于地理位置，二者存在着较大的差异。虽然遗传因素对诱发2型糖尿病似乎有着较明显的促进作用，但2型糖尿病与生活方式也是密切相关的：85% 的 2 型糖尿病患者都是肥胖的人。这就意味着，目前 2 型糖尿病在发达国家更为普遍，因为发达国家的人更容易进食高热量、低营养的垃圾食品，因而肥胖者更多。尽管 2 型糖尿病似乎在所有人群中易感性都比较高，但是在某些特定的人群中其发病率尤其要高，同时往往也会伴随着更高水平的肥胖率。例如，美国西南部的皮马印第安人的糖尿病发病率就十分惊人，几乎占全部成年人的一半。[3] 印第安人祖辈狩猎–采集的生活方式使得他们身体的新陈代谢系统更适用于阿特金斯健康饮食法（Atkins diet，低碳水化合物饮食），而不是几个世纪以来欧洲农民以碳水化合物和高糖食物为主的饮食习惯。与 2 型糖尿病不同的是，1 型糖尿病在北欧后裔人群中更为常见。芬兰是世界上青少年糖尿病发病率最高的国家，瑞典排名第二，英国和挪威并列第三。由此可见，地理位置越是靠近南方，糖尿病的发病率就越低。在非洲、亚洲和西班牙后裔人群中，糖尿病是很罕见的。

当某种疾病哪怕是部分地由遗传因素引起的，这种疾病在某一特定人群中的发病率也会显著增加。这时候，我们就该重新回顾前面提到的"进化"知识，并提出疑问了——因为这几乎意味着，导致该疾病的某些遗传性状曾经帮助那一特定人群的祖先在历史进化线上存活了下来。

我们在前面的章节中了解到，血色素沉积症能有效阻断细菌获取其赖以生存的铁元素的渠道，从而保护血色素沉积症患者躲过瘟疫，那么，糖尿病对我们又有何裨益呢？为了回答这个问题，我们将再次踏上溯源之旅，而这一次的时间单位不再是世纪，而是成千上万年。现在，请穿上你的滑雪服，我们一起穿越到冰期吧。

大约在 50 年前，研究全球气候变化的科学家普遍认为，大规模的气候变化发生得非常缓慢。然而在今天，从阿尔·戈尔*到朱莉娅·罗伯茨**，许多知名人士投身于环保事业，他们努力用实际行动向世人证明，如果不注意保护环境，人类完全能在短短几代人的时间内引起灾难性的气候变化。但在 20 世纪 50 年代以前，大多数的科学家都认为，气候变化需要历经数千年，甚至是数十万年。

可是，这并不代表科学家不认同"冰川和冰盖曾经覆盖过北半球"这一事实。他们确认了冰川是移动的，只是其运动速度极其缓慢而已：花费了数亿年向下滑动，却又用了几个世纪的时间退缩回来。科学家认为，人类大可不必担心，因为没有

---

*　　阿尔·戈尔，即艾伯特·戈尔（Albert Gore），美国前副总统，在全球气候变化与环境问题上做出了巨大贡献。——译者注
**　　朱莉娅·罗伯茨（Julia Roberts），美国影视演员，环保主义的践行者。——译者注

人会被一块超速的冰川碾死。更何况，即使大规模的气候变化使我们进入一个新的冰期，我们也将有几十万年的时间来做些准备以避免悲剧的发生。[4]

当然，肯定会有一些反对的声音，但是科学界对这些反对意见并没有给予足够的重视。1895 年，在美国亚利桑那州工作的天文学家安德鲁·埃利科特·道格拉斯（Andrew Ellicott Douglass）为了找到一种能表达太阳活动（即太阳黑子，其活动具有周期性）对地球气候影响的证据，开始砍伐树木并对树木的年轮进行检查。虽然他并未找到这样的证据，但是却最终创立并发展了一门新的科学——年轮学（又称"树木年轮学"），即利用树木年轮的形成规律进行年代断定的科学。树木每年形成一个年轮，道格拉斯最初的观察结果之一就是，树木的年轮在寒冷或干旱的年份较窄，在湿润或温暖的年份则比较宽，由此他发现 17 世纪前后曾有过一次显著的气温下降的过程，持续时间长达一个世纪之久。科学界对此唏嘘不已，气候变化学会甚至提出质疑，认为当时道格拉斯在森林中砍倒大树时，并无其他人在场作证。［根据哥伦比亚大学的劳埃德·伯克尔博士（Dr. Lloyd Burckle）的说法，不仅道格拉斯是正确的，而且他还发现正是这长达百年的寒潮期造就了许多优美的音乐。伯克尔说，包括斯特拉迪瓦里（Stradivari）在内的许多欧洲伟大的小提琴工匠，都曾用生长于这一时期的树木制造出众多音质上佳的乐器。这些乐器之所以能演奏出悦耳动听的音乐，是因为制作它们的木料具有很高的密度。在长达百年的寒潮期里，树木生长缓慢、年轮细窄，形成了高密度的木质结构。]

越来越多的证据表明，气候存在快速变化的可能性。在瑞典，科学家通过研究湖底的淤泥层发现了地球气候曾经发生过剧烈变化的证据，其变化的速度之快出乎当时在场所有人的意料。科学家从距今 12 000 年的泥芯样本中发现了大量北极野花的花粉，这种野花叫作"仙女木"（*Dryas octopetala*），通常生长在北极地区，只有在极其寒冷的时期才会在欧洲大陆繁茂生长。[5]仙女木在大约 12 000 年前的瑞典广泛生长似乎表明，在上一个冰期之后，地球上出现的温暖气候被气温骤降的严寒天气中断了。为了纪念这些具有"报警"作用的野花，科学家把这段气候急剧变冷的寒潮期命名为新仙女木期（Younger Dryas）。但是，考虑到当时社会上普遍的观点，这些科学家认为新仙女木期的气温"快速"回落持续了 1 000 年左右。

有些传统思潮对科学界产生的"寒蝉效应"也是不可低估的。当时的地质学家认为，"现在是认识过去的一把钥匙"——如果今天的气候如此，那么昨天的气候也应该是如此。这种被当时的科学家视为指导原则的哲学观点被称为

"均变论"（uniformitarianism）。正如物理学家斯潘塞·沃特（Spencer Weart）在其 2003 年的著作《全球变暖的发现》中所指出的那样：

> 在整个 20 世纪的大多数时间里，均变论被地质学家奉若神明，成为地质学研究的信条。依据人类的经验，在过去不到 1 000 年的时间里，温度显然没有骤升或者骤降，所以均变论者就宣称剧烈的气候变化在过去根本从未发生过。[6]

如果你认定了某件事情不存在，那么你就不会费尽心思去找寻真相，对吧？因为每个人都确信全球气候变化至少需要 1 000 年的时间，所以没有人会留意那些可能揭示气候快速变化的证据。比如那些研究湖底淤泥层的瑞典科学家，有谁第一个提出了"'快速'降临的新仙女木期持续了不到 1 000 年的时间"的假说了吗？他们只观察了跨越几个世纪的大泥块，却从来没有留意过能够证明气候更快变化的小的泥土样本。新仙女木期提前降临北半球其实已经证明了气候的变化速度比他们预想的要快，尽管这些证据就摆在眼前，但他们却被自己的假定蒙蔽了双眼。

到了 20 世纪 50 年代和 60 年代，当科学家开始认识到灾难性事件可能会引起气候的快速变化时，"均变论"才开始失去它的主导地位，或者说至少不再被奉为圭臬。在 20 世纪 50 年代后期，芝加哥大学的戴夫·富尔茨（Dave Fultz）利用旋转流体模拟大气气体的行为，建立了地球大气层的模型。果然，在没有干扰的情况下，这些流体以稳定的、重复的模式进行运动，但是一旦出现哪怕是最小的干扰就可以在气流中产生巨大的变化。这虽然并不能证明什么，但却给了我们一个强有力的提示，即真实的大气层是很容易发生重大变化的。另有其他科学家通过建立数学模型得出了类似的结论：气候快速变化的可能性是存在的。

随着新证据的发现，旧的证据被重新审视，科学界达成了全新的共识。到了 20 世纪 70 年代，人们普遍开始相信，致使冰期开始和结束的温度变化和气候变化在仅仅几百年内就可能发生。变化的时间跨度从之前认为的数千年缩短到了现在的数百年，由此"数百年"便成为气候"快速"变化的新的时间计量单位。

对于气候发生快速变化的时间学界虽然达成了新的共识，但对于造成这一变化的原因却各执一词。有人认为，或许是从苔原沼泽中冒出来的甲烷吸收了太阳的热量；也有人认为，也许是冰盖从南极断裂开来并且冷却了海洋；还有人认为，可能是冰川融化后流入北大西洋，形成了一个巨大的淡水湖，突然中断了海洋向北部水域输送温暖的热带海水的过程。

要发掘真相并不是一件容易的事情，但是科学家最终还是在坚冰中找到了答案。[7]

20 世纪 70 年代初期，气候学家在格陵兰岛北部的冰川和冰原中发现了一些记录了历史气候模式的最佳"档案"。获取这些记录是一项艰难而又危险的工作——如果你天真地以为这像是对着一只白色的实验小鼠做实验那样简单，那就请你再认真想象一下吧。这可谓科考界的一项极限运动：跨国科学考察团队徒步穿越数英里的冰原，攀爬数千英尺高的冰原岛峰，拖着数吨重的机器，忍受着高原反应和刺骨的严寒，如此才钻穿了冰川内部大约两英里（约合 3.2 千米）处的冰芯。所有努力换来的回报是一份原始的、清晰的"档案"，上面记录了过去每年的降水量和温度变化。这份"档案"历经几千年仍然完好无损，我们只需要对它进行一些简单的化学分析便可揭示出其中隐藏的秘密。真相呼之欲出。

到了 20 世纪 80 年代，通过对这些冰芯的分析，科学家终于证实了新仙女木期的存在，同时认为，这段气温急剧下降的时期开始于 13 000 年前并持续了 1 000 多年。然而，这还只是冰山的一角。

1989 年，一支美国的科学考察团队进行了一次远征探险，在格陵兰岛两英里（约合 3.2 千米）厚的冰盖上钻了一个直达底部的洞，这些冰盖记录着过去 11 万年间的气候变化情况。而就在距此地仅 20 英里（约合 32 千米）的地方，一支欧洲的考察团队也在进行着类似的研究。4 年后，两支考察队伍的取样设备都到达了冰盖的底层，他们的发现再次改变了"快速"一词的含义。

　　这些冰芯揭示了新仙女木期仅仅持续了 3 年便宣告结束。从冰期到非冰期的过渡，花费的不是 3 000 年，也不是 300 年，而是短短 3 年。不仅如此，冰芯还揭示出新仙女木期的来临只用了 10 年的时间。这一次的证据是非常清楚的——快速的气候变化是真实存在的。气候变化的速度如此之快，以至于科学家都不再使用"快速的"这个词语来形容它，而是改用"突然的"或者"猛烈的"等词语加以修饰。沃特博士在他 2003 年出版的书中总结道：

　　　　20 世纪 50 年代，科学家认为温度的波动需要数万年的时间；20 世纪 70 年代，他们则认为这一过程要花数千年的时间；20 世纪 80 年代，他们认为这一进程仅需要用数百年的时间；而如今，这个时间跨度被进一步缩短为仅仅几十年了。

在过去的 11 万年间，这些突然的气候变化实际上已经发生过大约 20 次了，而气候唯一真正稳定的时期是过去的 11 000 年左右。事实证明，现在并不是认识过去的钥匙——现在和过去的每一个时期都是一个特例。

对于造成新仙女木期开始以及欧洲大陆气温突然降至冰期温度的原因，最可能的猜想是大西洋"传送带"，也就是热盐环流（thermohaline circulation，即北大西洋暖流）出现了中断。当热盐环流正常流动时，或者至少以我们习惯的方式流动时，"传送带"会将海洋表层温暖的热带海水输送至北部地区。由于北部地区的水温较低，海水的密度就会增大，表层海水便会下沉到海洋深处。在海洋深处，这支海水循着来时的路又返回到了热带地区。在从低纬度流向高纬度的过程中，热盐环流带来了热量和水汽，所以英国虽然与西伯利亚处于同一纬度，气候却很温和。可是，一旦热盐环流被中断，比如大量涌入的温淡水使格陵兰岛的冰盖融化，就可能会对全球的气候产生重大的影响，并将欧洲变成一个大冰窖。

在新仙女木期到来之前，欧洲居民的祖先曾过着安居乐业的生活。通过 DNA 信息追踪人类迁徙的足迹，科学家纪实性地描述了北欧地区的一次人口爆炸的演变过程。他们发现，那些曾经走出非洲向北迁徙的人在新仙女木期到来之前又再一次朝着更北部的地区迁徙，并到达了欧洲的一些地区，这些地区在最后一次冰期期间（早于新仙女木期）并不太适宜人类居住。但在这段时间里，那里的平均气温几乎和今天的欧洲一样温暖，曾经冰川屹立的地方绿草茵茵，到处春暖花开，一片繁荣景象，欧洲祖先们迅速在那里定居下来并繁衍生息。

然后，自最后一次冰期结束以来持续不断的回暖趋势迅速逆转，在仅仅 10 年左右的时间里，全球年平均气温骤降近 30 度。当海水结冰并留在冰帽上时，海平面下降了数百英尺。森林和草地的面积急剧减少，海岸线被数百英里的冰层包围，冰川在南至西班牙和葡萄牙的地方都随处可见。新仙女木期真的到来了，整个世界都发生了天翻地覆的变化。[8]

虽然人类最终幸存了下来，但是，这突如其来的、短暂的气候变化给那些已经迁徙至欧洲北部地区的人带来了毁灭性的打击。在不到一代人的时间里，几乎人类所有的生存方法，无论是建造避难所还是打猎，都无济于事，成千上万的人在这场灾难中被冻死或者饿死。研究人员用放射性碳定年法对考古遗址进行了分析，结果显示，这段时期北欧人口迅速下降，定居人口和其他的人类活动也急剧地减少。

人类终究还是存活了下来，我们不禁要发问：他们是如何做到的？可以肯定的是，部分原因是人类对社会的适应能力在不断增强。不少科学家都认为，新仙女木期有助于加速"狩猎-采集"型社会的崩塌瓦解和农业社会的兴起发展。可是，生物适应性和自然选择又发挥了怎样的作用呢？科学家坚信，在这一时期，有些动物完善了它们的生物本能，从而扛过了这段寒潮期，稍后我们将要介绍的林蛙就是一个典型的例子。为何人类不是依靠"生物本能"幸存下来的呢？正如欧洲人可能已经"选择"了血色素沉积症的基因，因为这种基因能够帮助携带者抵抗瘟疫的侵袭，那么或许也存在其他的遗传特性，能够让它的携带者提高抵御严寒的能力？想要回答这个问题，我们有必要先看一看寒冷对人类产生的影响。

2002 年 7 月，传奇棒球手特德·威廉斯（Ted Williams）刚刚去世，就被火速空运至美国亚利桑那州斯科茨代尔的一家温泉疗养中心。办理完登记手续，工作人员为他理了发、刮了胡子，还为他洗了个冷水浴。很显然，这不是传统意义上的温泉疗养基地，而是阿尔科生命延续人体冷冻实验室（Alcor Life Extension cryonics lab），威廉斯在此为可预见的未来做准备。据他的儿子说，他希望未来的医学能够帮助他起死回生。

阿尔科实验室的工作人员将威廉斯的头部和躯体分离开来，

并在他的头部钻了几个硬币大小的洞，然后将其冷冻在零下 320
华氏度（约合零下 196 摄氏度）的液氮溶液里（同时他的躯体也
被储存在另一个冷藏箱中）。阿尔科实验室在其宣传册上宣称，
到 21 世纪中叶，"成熟的纳米技术"就可能重新激活冷冻的人
体，使其死而复生。但是，他们同时也申明："人体冷冻术遵循
一种'后进先出'的原则，所以后来者会被优先复生，而先被
冷冻起来的人则需要等待非常长的时间。"[9]

　　所谓的非常非常长的时间，有可能是永远。很不幸的是，
对于威廉斯和其他 66 具在阿尔科实验室中被极度冷冻的遗体来
说，其人体组织对冷冻的反应并不太好。当水被冻结时，会膨
胀变成小块锋利的晶状体。所以，当人体被冷冻时，血液中的
水分也会被冻结，形成的冰碎片会刺破血液细胞，导致毛细血
管破裂。这就好比冬天在没有暖气的房子里，水管中的水可能
会引起水管破裂一样，唯一不同的是，血管破裂了没有人能够
修理。[10]

　　当然，人体无法在极端寒冷的环境中生存并不意味着我们
的身体没有进化出多种方式来对抗严寒。事实上，我们的身体
已经发生过这样的进化过程。你的身体不仅能够敏锐地意识到
寒冷带来的危害，而且还拥有一整套的自然防御体系。回想一
下，当你感到极度寒冷的时候，比如在一个寒冬腊月的早晨，

为了观看阅兵式而一动不动地站立几个小时，抑或是坐着滑雪缆车穿过寒风呼啸的山间，你必然会开始瑟瑟发抖。发抖就是你身体的第一个应激反应。当你颤抖的时候，增加的肌肉活动会消耗你肌肉里的糖原以产生热量。而接下来身体发生的反应就没那么明显了，但是你仍然能感知到这种影响。还记得手指和脚趾的刺痛感和麻木感吗？这是一种特别不舒服的感觉，也是你身体下一步的应激行动。

你的身体一旦感觉到寒冷，就会收缩四肢稀疏的毛细血管网，首先是手指和脚趾，然后就是胳膊和腿。随着毛细血管壁的收缩，血液会被挤压出来，并被推向身体的躯干部分。尽管这样做有四肢被冻伤的风险，但却能为你身体的重要器官提供一个"温水浴"，使它们保持在一个相对安全的温度。这就是人体天然的"舍车保帅"原则——必要时舍弃四肢，保全身体的重要脏器。

对于祖祖辈辈长期生活在特别寒冷的气候中的人而言，比如挪威渔民或者因纽特猎人，这种对寒冷的自主生理反应进一步得到了进化和完善。在寒冷的环境中待了一段时间之后，你手中收缩的毛细血管会短暂地扩张，在它们再次收缩使血液回流至主要脏器中之前，会将一股温暖的血液输送到你麻木的手指和脚趾。这种间歇性的周期性收缩和释放被称为"刘易斯波"

（Lewis wave）或"猎人反应"（hunter's response），它可以提供足够的热量来保护你的四肢免受实际的伤害，同时还能确保你的重要器官是安全和温暖的。因纽特猎人可以在几分钟内将手部皮肤的温度从近冰点提高到 50 华氏度（约合 10 摄氏度）；对于绝大多数人来说，这需要更长的时间。与之相反，那些生活在温暖气候环境中的其他族群的后裔似乎没有这种可以同时保护四肢和躯体的自然能力。这也是为什么在朝鲜战争中，非洲裔的美国士兵比其他士兵更容易在严寒时期冻伤。

打寒战和血管收缩并不是身体产生和保存热量的唯一途径。在新生儿和一些成年人身上存在一种专门产生热量的特殊组织，被称为"棕色脂肪"（brown fat）。[11] 当身体暴露于寒冷环境中时，这种脂肪组织就会被激活。当血糖被输送到棕色脂肪细胞中，而不是储存在普通脂肪细胞中以备未来能量之需时，棕色脂肪细胞就会将其转化为热量（对于已经适应了严寒气候的人来说，棕色脂肪可以多燃烧 70% 的脂肪）。科学家将棕色脂肪释放能量的过程称作"非颤抖性产热"（nonshivering thermogenesis），因为这种产生热量的过程不涉及肌肉的活动。颤抖产热只在几个小时之内效果显著，一旦你耗尽了肌肉的血糖储备，它就不再起作用了，而且同时还会使身体感到疲劳。与之相反，只要人体进食或者遇到寒冷刺激时，棕色脂肪就能够不断地产生热量，并且与大多数其他的组织不同的是，棕色脂肪不需要依赖胰岛素将葡萄糖带入细胞当中。

至今还没有人写过诸如《棕色脂肪减肥方法一本通》这样的书，因为靠棕色脂肪达到减肥的目的所需要的不仅仅是日常生活方式的改变。如果不是生活在极端寒冷的条件下，成年人实际上没有多少棕色脂肪。要想积累棕色脂肪并且使其真正发挥作用，你需要在极度寒冷的环境中生活数周。请注意，我们这里所说的寒冷，是指像冰天雪地的北极地区那样的酷寒。更重要的是，你必须一直待在那里，因为一旦你不再睡在"冰屋"里，你体内的棕色脂肪也会立刻停止工作。

身体受到寒冷的刺激还会产生另外一种反应，虽然产生这种反应的原理尚未完全研究清楚，但是你大概已经体验过了——大多数人暴露在寒冷的环境中一段时间之后，都会有想要小便的感觉。数百年来，人体的这种反应一直困扰着医学研究人员。1764年，萨瑟兰博士（Dr. Sutherland）试图记录对患者进行冷水浴治疗的好处，即用英国巴斯（Bath）和布里斯托尔（Bristol）可能有治病疗效但却冰冷的水对患者进行沐浴，在这一过程中萨瑟兰首次注意到了"患者遇冷会多尿"的现象。在将一个患有"水肿、黄疸、麻痹、风湿病以及顽固性背痛"等疾病的患者浸入冷水中以后，萨瑟兰发现该患者的尿量远远超过了他的饮水量。萨瑟兰将这一现象归咎于外部水压的作用，认为这些液体只是因为外部的水压才从患者的体内被挤压了出来（这种想法是相当不正确的）。直到 1909 年，研究人员才将人体尿量增加［或称利尿（diuresis）］与寒冷的刺激作用联系起来。[12]

对于冷利尿，即遇到寒冷时需要小便，其主流的解释仍旧是"压力说"，只不过这里的"压力"不是指来自外部的压力，而是内部的压力。这种理论认为，当人体感到寒冷的时候，四肢的血管会发生收缩，导致体内的血压升高，于是身体就会向肾脏发出信号，要求将体内多余的液体排出。但是，该理论并没有完全解释冷利尿现象，即便是在最近的研究成果发布之后。

美国陆军环境医学研究所（U. S. Army Research Institute of Environmental Medicine）对人体在高温、寒冷、深水以及高原环境下的反应进行了 20 余年的研究。他们的研究结果表明，当气温迅速跌至冰点温度时，即便是已经适应了高寒气候的人也会产生冷利尿反应。所以，"为什么我们在寒冷的时候需要小便"这个问题仍然没有得到解决。当然，对当今的医学研究人员而言，这并不是他们所面临的最紧迫的问题。但是正如你很快就会发现的那样，探求真相的过程是非常有趣的，而且可能会得出出人意料的答案。这些答案或许还有助于阐释一些更为严重的问题，比如某种目前影响到 1.71 亿人的疾病。

现在让我们把"冷利尿"这一微妙话题暂时放到一边，将目光转向餐桌上的一种上乘佳酿——美味而又珍贵的冰酒。有人说，冰酒的诞生是一场"美丽的错误"。据说在 400 年前，一位德国的葡萄酒商希望葡萄能侥幸在晚秋时节多生长一段时间，没想到葡萄园却不幸遭遇突然来袭的霜冻，于是故事就这样开始了。遭受霜害的葡萄出奇地萎缩了，为了不让一年的辛勤劳动付诸东流，他决定无论如何要将这些冰冻的葡萄采摘下来处理一下，尽可能地挽回损失。他将葡萄解冻以后，像往常一样进行了压榨处理，但是结果却让他大失所望，因为最后只压榨出了预期量八分之一的果汁。由于他已经别无选择了，只好将错就错，把这些少得可怜的压榨葡萄汁按照传统方式进行了发酵。

谁知"无心插柳柳成荫"，葡萄酒商酿出了一种甘如蜂蜜的美酒，由此成就了冰酒的问世。自这次偶然而又意外的、具有传奇色彩的收获之后，一些酿酒师开始专门酿造冰酒，每年都等待第一次霜冻之后才开始采摘葡萄，以便收获冰葡萄。今天，葡萄酒的评分、分级和各项指标加权的方法有很多，人们主要是以葡萄酒中的"糖分"作为衡量标准的。一般餐桌上饮用的葡萄酒的糖分为 0 ~ 3，而冰酒的糖分则是 18 ~ 28。

葡萄的皱缩是水分流失造成的。从化学的角度来说，我们不难猜测为什么葡萄在遭受霜冻之后可能会丧失水分——葡萄中的水分越少，冰晶就越少，葡萄中脆弱的细胞膜也就越不容易遭到破坏。

那么，糖浓度的急剧增加也能起到防冻的效果吗？答案是肯定的。我们知道，冰晶只能由纯水组成，但是冰晶开始形成的温度取决于水中的其他物质，因为任何溶解在水中的物质都会妨碍液态水形成固态冰晶六边形格子的能力。举个例子，富含盐分的海水一般会在大约 28 华氏度（约为零下 6.7 摄氏度）时结冰，而不是在我们认为的水的冰点 32 华氏度（即 0 摄氏度）。人们放在冰箱里的伏特加酒也是个好例子。通常情况下，伏特加酒的酒精含量大概占到了瓶子中液体体积的 40%，而这些酒精对防止伏特加酒结冰发挥着重要作用，除非你把伏特加酒冷却到零下 20 华氏度（约为零下 33 摄氏度），否则它不会结冰。此外，即使是自然界中的水，大多数也不会正好在 32 华氏度时结冰，因为这些水中通常含有微量的矿物质或者其他杂质，降低了冰点。

和酒精一样，糖也是一种天然的防冻剂。液体中的糖含量越高，冰点就越低。没有人会比 7-11 便利店的食品化学家更了解糖和液体结冰之间的关系了，因为他们一直在负责开发一种无糖的思乐冰饮料（一种碎冰饮品）。在普通的思乐冰饮料中，糖有助于保持饮料的半固体状态——它可以防止液体完全结冰。因此，当食品化学家尝试制造无糖的思乐冰饮料时，他们需要同时制作无糖的冰块。根据一家公司的新闻报道，研究人员花费了 20 年的时间，最终通过将人工甜味剂和不易被人体消化吸收的糖醇混合在一起，研制出了一种新型的减肥思乐冰饮料。所以，当葡萄首次"感知"到霜冻的侵害时，排除其果肉所含水分其实是从两个方面保护了自己：首先是减少了水分，其次是提高了残留水分中的糖浓度。这样，葡萄就能经受住更低的温度而不至于被冻结。

　　通过减少水分来抵御寒冷？听起来颇为耳熟，这不正像是人体遇冷会排尿的冷利尿反应吗？另外，对于糖分增加这一现象，你也会有种似曾相识的感觉吧？但是，在回到糖尿病的话题之前，我们还需要再到动物王国转一转。

　　许多动物在寒冷的环境中依然拥有旺盛的生命力。一些两栖类动物，比如牛蛙，在寒冷但未结冰的湖泊或者河流的底部度过漫长的冬季；庞大的南极鳕鱼可以在南极冰层下自由自在地游来游去，因为它们的血液中含有一种抗冻蛋白质，可以吸附到小冰晶上，阻止晶体继续扩大；在南极的表层，灯蛾毛虫要在零下 60 华氏度（约为零下 51 摄氏度）的气温下生活 14 年后才会破茧而出，蜕变成一只飞蛾，然后在夕阳下翩翩飞舞短短几周，完成传宗接代的使命，便结束它的一生。

可是，地球上种种能够适应寒冷气候的生物，无论是我们能看见的还是看不见的，没有哪一个比小小的林蛙更让人感觉不可思议的了。

林蛙，又名"阿拉斯加林蛙"，学名 *Rana sylvatica*，是一种十分可爱的小动物，身长只有约两英寸（约合 5 厘米），双眼仿佛戴着一张黑色的面具，就像电影里的佐罗一样。林蛙一般生活在北美洲地区，从美国的佐治亚州北部一直到阿拉斯加，包括北极圈北部的地区，都可以发现它们的踪迹。在早春的夜晚，你可以听到它们交配的叫声——"嘎！嘎！嘎！"并不那么动听，听起来很像小鸭子的叫声。但是那之后直到冬天结束，你都不会再听到林蛙的叫声，因为和很多动物一样，林蛙整个冬天都处于休眠的状态。一般而言，冬眠的哺乳动物都会进入深度睡眠中，依靠一层厚厚的绝缘脂肪层来保持温暖和提供能量，而林蛙却全然不同，它们会完全进入冷冻的状态。林蛙把自己埋在一两英寸（约为 2.5～5 厘米）厚的树枝和树叶下，然后开始玩"假死"的把戏——尽管特德·威廉斯也希望能达到这样的目的，而且阿尔科实验室也在竭尽全力去实现，但是这种"死而复生"的特异功能似乎只能从科幻电影里看到。

林蛙被彻底冻成冰坨了。

如果你在冬天徒步旅行时，不小心踢到了一只看上去犹如小方冰块的林蛙，你肯定会以为它已经死了。但是即使是被完全冻住，它可能也只是处于一种假死的状态。随着气温的下降，林蛙所有的生命活动都会停止——没有心跳，没有呼吸，也没有可以检测到的大脑活动。它的眼睛是睁开的，僵硬而又惨白。

但是，如果你搭一顶帐篷，待到春暖花开时，最终你会发现那只小林蛙身上还暗藏玄机。伴随着温度的回升，林蛙被慢慢解冻，短短几分钟之内，它的心跳竟然奇迹般地恢复了，同时呼吸也变得正常了。它眨了眨眼睛，眼睛的颜色又变回了黑色，然后伸了伸腿，坐了起来！不久之后，它便会活蹦乱跳地加入其他刚刚解冻的林蛙寻找配偶的"合唱"队伍中去。它毫发无损，好像什么事情都没有发生过一样。

最了解林蛙的人莫过于来自加拿大渥太华的肯·斯托里（Ken Storey）了，他是一位才华横溢又精力充沛的生物化学家，和妻子珍妮特（Janet）从 20 世纪 80 年代初就开始研究林蛙了，而在那之前，斯托里一直都在研究拥有抗寒能力的昆虫，直到有一天，一位同事告诉他林蛙就具有非常出色的抗寒能力。他的同事在收集用于实验研究的林蛙时，不小心把它们留在了车子的后备厢里。那天夜里突然出现了一场霜冻，他的同事在第二天早上醒来时发现，一大袋子的林蛙已经被冻成了冰块。想象一下，当他在实验桌上将这些小东西解冻之后，看到它们很快又活蹦乱跳时的目瞪口呆状吧！[13]

林蛙这一"特异功能"立刻引起了斯托里的极大兴趣，他当时正着迷于研究深低温保藏（cryopreservation）技术——冷冻活体组织以达到保存的目的。深低温保藏技术在社会上的口碑并不太好，因为人们常常将它与付出高昂的代价尝试冷冻遗体，以此来求得未来重生机会的富豪和怪咖们联系起来。即便如此，这一技术却是医学研究的一个关键领域，因为它有可能带来许多重要的医学进展。目前，通过冷冻为人们保存卵子和精子，深低温保藏技术已经使生殖医学发生了革命性的变化。

接下来，如果能延长较大的人体器官的存活时间以完成移植，必将是医学领域的一个巨大突破，预计每年可以挽救成千上万人的生命。当时，一个人的肾脏被摘除后最多只能在人体外保存两天，而心脏只能维持几个小时，因此，器官移植便成了与时间进行的一场赛跑，几乎没有时间找到器官的最佳匹配者，并让病人、器官和外科医生进入同一间手术室中。在美国，每天都会有十几个人因为他们所需要的器官没有及时到位而死亡。如果捐赠的器官可以被冷冻并"储存"起来，以备日后恢复活性并进行移植，那么移植的成功概率肯定会大大提升。

不过，在当时看来，这一切还是可望而不可即的。虽然人们知道了如何使用液氮以每分钟 600 度的速度来降低组织的温度，但是实际操作的效果并不是很好，因为人们还没有完全搞清楚如何冷冻较大的人体器官，并使其恢复至完全的活性状态。更何况，正如我们前面所提到的那样，人类远没有可以冷冻整个人并使其起死回生的能力。

所以，斯托里听说了冰冻林蛙的事情以后激动不已，赶紧抓住了这个机会开始研究它。林蛙与人体有着相同的主要器官，因而这一新的研究方向必然会大有用武之处。当时，即使倾尽人类所有的技术力量，也无法冷冻和恢复人体的任何一个主要器官，而这种小小的动物却天生具有掌控这一复杂的"化学魔法"的本领，能够冷冻自己所有的器官并使它们几乎同时复苏。经过多年的研究（以及为抓捕林蛙，无数个在加拿大南部地区泥泞的林地中艰苦跋涉的夜晚），斯托里夫妇终于揭开了林蛙"玩命冻结戏法"背后隐藏的秘密。

以下便是他们的发现：在林蛙的皮肤感知到温度即将降至冰点附近几分钟之后，它开始将血液和组织器官细胞中的水分排出，这一过程不是通过排尿实现的，而是将水分集中储存在了腹部。与此同时，肝脏将大量的（相对于小小的林蛙而言）葡萄糖释放到了血液中，并辅以释放额外的糖醇，使林蛙体内的血糖水平上升了数百倍。所有的这些变化都大大降低了林蛙血液中残留水分的冰点，并有效地将其转化为一种含糖的防冻剂。

当然，林蛙的身体里仍然含有一定的水分，只是这些水分被迫进入了更为安全的区域，以便将冰晶造成的损害降到最低，而且冰本身可能也会产生一些有益的影响。当斯托里解剖冰冻的林蛙时，他发现在林蛙的皮肤和腿部肌肉中间夹着一层层的薄冰，而且在腹腔内也有一大块冰包裹着林蛙的器官，这些器官已经严重脱水，看起来像葡萄干一样干瘪。实际上，林蛙是将自己的器官小心翼翼地保存在了冰块中，这与将等待移植的器官放在装有冰块的容器中进行运输的原理是一样的。医生在切除患者的某一器官以后，会将它放进一个特制的塑料袋中，然后将袋子放在一个装满碎冰的冷藏箱中进行保存，这样就可以在尽可能降低器官温度的同时，防止器官被冻结或损坏。

虽然林蛙的血液中留有部分水分，但是高浓度的糖不仅降低了血液的冰点，还能迫使冰晶形成更小、锯齿更少的形状，防止晶体刺穿或划破细胞壁或者毛细血管壁，从而将伤害降至最低。再者，即便上述所有行为都未能阻止伤害的发生，林蛙另有一张"护身符"可以保它安然无恙。在漫漫寒冬里，冷冻休眠中的林蛙会产生大量的血纤蛋白原（fibrinogen），这种凝血因子可以帮助林蛙修复在冷冻期间可能发生的任何损伤。

排除水分并且迫使血糖水平上升以对抗寒冷：葡萄就是这样做的，现在我们知道了，林蛙也是如此。那么，有没有可能使这种方法作用于部分人类呢？

是否存在这样一种巧合，那些最有可能具有某种疾病（以过度排除水分和血糖水平极高为特征）遗传倾向的人，恰恰就是13 000年前遭受突如其来的新仙女木期侵害最严重的地区的人的后裔呢？

作为一种理论，它是备受争议的，但是糖尿病有可能真的帮助过欧洲居民的祖先在新仙女木期突至的寒冷中生存了下来。[14]

当新仙女木期降临时，任何能够适应寒冷的方法，无论它在正常的情况下是多么的不利，都有可能决定一个人是活到成年还是早夭。例如，如果你遇冷会有明显的"猎人反应"，那么你就会在采集食物方面具有优势，因为你不太可能会被冻伤。

此刻你可以想象一下，与多数人相比，有一小群人对寒冷会有截然不同的反应。面对终年寒冷的气温，他们的胰岛素供应变得缓慢起来，血糖也随之有所上升。同林蛙一样，这些变化能够降低血液的冰点。他们开始频繁地排尿，以保持体内的水含量处于较低的水平（美国陆军最近的一项研究表明，在寒冷的天气里，脱水造成的危害非常小）。假设这些人利用身体的棕色脂肪来燃烧血液中过量的糖以产生热量，那么或许他们体内也会产生额外的凝血因子，帮助修复强寒流袭击造成的组织损伤。不难想象，在严寒的气候条件下，这些人可能比其他人更有生存优势，不仅如此，如果能像林蛙一样，体内血糖的峰值只是暂时性的话，那么他们就更有可能活到生育的年龄。

目前已有一些相关的证据可以支持这一理论。

当老鼠暴露在冰点温度之下时，它们的身体就会对自身的胰岛素产生抗性。从本质上来说，这种对抗寒冷的反应就是我们所说的糖尿病。

在天气寒冷的地区，在较冷的月份里被确诊为糖尿病的人明显增多。在北半球，这就意味着在每年 11 月到次年 2 月，糖尿病患者要比 6 月到 9 月的多得多。[15]

晚秋时节气温开始下降时，儿童最常被诊断为 1 型糖尿病。

血纤蛋白原这种用于修复林蛙体内受冰晶损伤的组织的凝血因子，在冬季的月份里也会在人体内莫名其妙地达到峰值（研究人员指出，这也许意味着寒冷的天气是中风的一个重要但却未被重视的危险因素）。

在一项对 285 705 名患有糖尿病的美国退伍军人的研究中，研究人员测量并记录了他们体内血糖水平的季节性差异。[16] 果不其然，在寒冷的月份里，他们的血糖水平迅速攀升，而在夏季时又降到谷底。更有说服力的是，那些生活在季节性温差较大气候环境下的退伍军人，其夏季和冬季血糖水平的差异更为显著。由此看来，糖尿病似乎与寒冷有着某种深层次的联系。

截至目前，虽然我们还不能确定易患 1 型或者 2 型糖尿病的倾向与人体对寒冷的反应有关，但是我们确实已经了解到，一些今天看似有潜在危害性的遗传性状显然曾对我们祖先的生存和繁衍发挥过积极的作用（比如血色素沉积症和瘟疫的关系）。因此，尽管人们可以轻易质疑，一种能导致早期死亡的病症如何能带来益处，但是我们依然要以一种整体的、全局的角度来正确看待这个问题。

请记住，进化的过程虽然很了不起，但是它并不完美。每一次的适应都可能是多个物种间的一种妥协：在某些情况下是一种进步，在其他情况下则有可能是不利的因素。雄孔雀绚丽夺目的尾羽提升了它对雌孔雀的吸引力，但同时也更容易引起捕猎者的注意。人类的骨骼结构得以让我们直立行走，同时也给了我们一个巨大的、可以容得下硕大大脑的脑壳，但是这二

者的组合却使得婴儿的头部只能勉强通过母亲的产道。当自然
选择发挥作用的时候，它并不青睐于那些能够让某一特定的植
物或者动物变得"更好"的适应性的变化——只要它能增加该
物种在当前环境下生存的机会就可以了。当环境突然发生有可
能会导致种族灭绝的变化时，比如一种新的传染病、一种新的
捕食者，或者一个新的冰期，自然选择便会直奔那些能够提高
生存概率的遗传性状而去。

　　"他们是在开玩笑吗？"一位医生在接受记者采访时听说了
这一理论后不以为然，认为这纯属无稽之谈，"1 型糖尿病可是
会导致严重的酮症酸中毒（ketoacidosis）甚至早死的呀！"

　　没错，在今天确实如此。

　　可是，请你设身处地地想一想，居住在冰期环境下、体内
含有大量棕色脂肪的人出现了暂时性糖尿病症状，情况又将是
怎样的呢？食物可能是有限的，体内的血糖水平其实已经很低
了，而棕色脂肪还会将大部分的血糖转化为热量，所以即使在
只有少量胰岛素代谢的情况下，冰期"糖尿病患者"的血糖也
可能永远都不会达到危险的水平。但是，对于现代的糖尿病患
者而言，其体内只有很少甚至根本没有棕色脂肪，而且也很少
或者根本没有机会接触到持续的寒冷气温，因而血液中积累的
糖原没有了用武之地，进而也就没有渠道可以将其代谢出去。

事实上，对于一个严重的糖尿病患者来说，只要体内没有足够的胰岛素，无论他或她吃多少，总会有饥饿感。

加拿大糖尿病协会对肯·斯托里的这项令人难以置信的林蛙冷冻现象的研究进行了资助，因为他们知道，虽然目前我们还不能在糖尿病和新仙女木期之间建立起明确的联系，但是这并不意味着我们不应该从自然界的其他地方探索对付高血糖的解决方案。像林蛙一样的耐寒动物，恰巧就是利用高血糖的抗冻特性成功地生存了下来，也许它们用来控制高血糖并发症的机制能够为我们找到治疗糖尿病的新方法带来启示。此外，适应了极端寒冷的植物和微生物或许可以产生具有同样效果的分子结构，若能为我们所用，前景无限。

"路漫漫其修远兮，吾将上下而求索。"无论何时，我们都需要满怀着好奇心去挖掘这些相关性的真相，而不能无视它们的存在。对于明确糖尿病、糖、水和寒冷之间的关联性，我们显然还有一段很长的路要走。

第 3 章

胆固醇升高也有裨益

众所周知，人类与太阳之间的关系是多方面的。上小学的时候，我们就从书本上学到，从植物通过光合作用产生氧气开始，几乎整个地球上的生态都离不开充足阳光的作用。假如没有阳光，我们就没有食物可以吃，也没有氧气可以呼吸。然而在过去的几十年里，随着学习的深入，我们也越来越认识到，无论是在全球范围内还是在某个个体身上，过多的阳光都不是一件好事，因为它们会导致干旱或者是致命性的皮肤癌，使我们的环境陷入一片混乱当中。

但是绝大多数人都不知道一点是，在生物化学水平方面，太阳对于个体而言同样重要，二者之间的关系具有两面性。大自然的阳光一方面可以帮助我们的身体合成维生素 D，另一方面又会破坏我们体内的叶酸（folic acid）储备，而维生素 D 和叶酸对我们的健康都极为重要。为了处理这种自相矛盾的复杂关系，不同的种群已经进化出了相应的机制，来帮助减少体内叶酸的流失并确保合成足够的维生素 D。[1]

维生素 D 是人类生物化学代谢过程中的一种重要物质，特别在促进儿童骨骼的健康生长发育和维持成年人的骨骼健康方面发挥着极其重要的作用。与此同时，它还能帮助维持和调节血液中的钙、磷浓度。新的研究发现，维生素 D 对于心脏、神经系统、凝血过程和免疫系统的正常工作也是至关重要的。

如果体内缺乏维生素 D，成年人便很容易患上骨质疏松症（osteoporosis），儿童则容易患上佝偻病（rickets），导致骨骼发育不良和畸形。维生素 D 缺乏还可能导致多种疾病，包括各种癌症、糖尿病、心脏病、关节炎、牛皮癣以及精神疾病等。20世纪初，维生素 D 和佝偻病之间的关联性一经查明，美国的牛奶中便被添加了维生素 D，这一举动几乎彻底消除了美国的佝偻病。

尽管维生素 D 的作用不可低估，我们也不必完全依赖于强化的牛奶来摄取维生素 D。与大多数维生素不同，维生素 D 可以由我们的身体本身来合成产生。（一般来说，维生素是动物生存所需的一种有机化合物，但通常只能从身体外部获得）。我们的身体通过转换其他物质来制造维生素 D，这种物质犹如太阳一样，虽然近来名声不太好，但却是人类生存必不可少的东西。它就是胆固醇（cholesterol）。

胆固醇是构成细胞膜的重要组成成分。它能够帮助大脑传递信息，并协助免疫系统来保护我们免受癌症和其他疾病的侵害。它是雌激素、睾酮以及其他激素的关键成分之一。除此之外，它还是我们身体产生维生素 D 不可或缺的组成部分，这种化学过程类似于光合作用，二者都依赖于阳光的作用。

如果我们适度地暴露于阳光下，我们的皮肤会将胆固醇转化为维生素 D。这一过程需要阳光中紫外线 B（也称 UVB）的参与，当太阳差不多移动至头顶正上方时，这种光线通常是最强的，每天大概从中午开始，可以持续几个小时。然而，在距离赤道较远的地区，冬季期间阳光中几乎没有 UVB 可以照射到地球表面。幸运的是，我们身体制造维生素 D 的效率非常高，只要我们得到充足的阳光照射，并且体内含有足够的胆固醇，我们的身体就可以大量合成并储存维生素 D，让我们度过这段黑暗无光的日子。[2]

顺便说一下，下一次你在做胆固醇检查的时候，请留意一下当时的季节。因为在冬季里，虽然阳光能够继续将胆固醇转化为维生素 D，但是由于我们的身体也在不断地合成胆固醇，并且也会通过食物摄取一定量的胆固醇，所以胆固醇水平在冬季时会相对较高。

值得一提的是，生活中最常用的防晒霜在阻隔紫外线、防止我们的皮肤被晒黑的同时，也将身体合成维生素 D 所需的紫外线"拒之门外"了。澳大利亚曾经开展了一项名为"Slip-Slop-Slap"的健康运动，呼吁人们在做日光浴之前，"套上 T 恤（slip），涂上防晒霜（slop），扣上帽子（slap）"，以减少患上皮肤癌的风险。然而，这项运动却产生了令人意想不到的结果：由于澳大利亚人暴露于紫外线下的机会变少了，其维生素 D 缺乏症的发生率直线上升。

从另一方面来说，研究人员发现，日光浴确实可以帮助治疗维生素 D 缺乏症。克罗恩病（Crohn's disease）是一种胃肠道炎症性疾病，除了会产生腹痛、腹泻等临床症状以外，炎症的存在还会损害体内营养成分的吸收，其中就包括维生素 D 的吸收。由于大多数患有克罗恩病的人都会同时伴发维生素 D 缺乏症，因此目前已有一些医生开始为患者实施每周三次、六个月疗程的 UVB 日晒床治疗，以使他们体内的维生素 D 恢复至健康水平！[3]

根据存在形式的不同，叶酸可分为叶酸和叶酸盐（叶酸盐是叶酸的一种综合形式，前者具有生物活性，而后者没有生物活性。机体吸收叶酸要比吸收叶酸盐快，但机体内的叶酸必须转换成叶酸盐才能够发挥作用），它们对人类的生存都很重要。[4] 叶酸得名于拉丁语词汇"叶子"，因为叶酸的最佳来源之一是绿叶蔬菜，如菠菜和卷心菜等。叶酸是细胞生长系统的一个组成部分，帮助身体在细胞分裂时复制 DNA。这在机体增长最快时是至关重要的，尤其是在妇女怀孕期间。当孕妇体内叶酸含量过低时，胎儿患严重先天缺陷的风险便会大大增加，包括脊柱裂（spina bifida）、容易导致瘫痪的脊髓畸形等。正如我们在本章节开始时所提到的，阳光中的紫外线会破坏机体内的叶酸储备。20 世纪 90 年代中期，一名阿根廷儿科医生曾经报告一项发现，三名健康妇女在怀孕期间使用了室内日晒床以后，全都生下了患有神经管畸形的婴儿。这难道是巧合吗？事实未必如此。

当然，叶酸的重要性并不只是显现在怀孕的过程当中，叶酸缺乏与贫血也有着直接的关系，因为叶酸在红细胞的生成中发挥着一定的作用。

也许你曾经听说过这样一种说法：皮肤是人体最大的器官。没错，它的的确确是一个器官，负责与免疫系统、神经系统、循环系统和新陈代谢有关的重要功能。皮肤能够保护体内叶酸的贮存，并且机体合成维生素 D 的关键一步也需要在皮肤中进行。

你大概已经猜到了，人类皮肤所呈现的不同颜色与在较长的一段时间内人们接触到的阳光照射量的多少有关。但是你可能不知道的是，深色皮肤并不仅仅是一种为保护皮肤免于晒伤而发生的适应性变化，而且是一种防止叶酸流失的适应机制。你的皮肤越黑，吸收的紫外线就越少。[5]

皮肤的颜色是由黑色素的数量和类型决定的，黑色素是我们身体产生的一种专门用来吸收光线的色素。黑色素由黑色素细胞生成，它有两种形式：呈现红色或黄色的类黑色素，呈现棕色或黑色的真黑色素。地球上的每个人都有大约相同数量的黑色素细胞，而皮肤颜色的差异首先取决于这些小黑色素"加工厂"的生产力如何，其次是它们生产何种类型的黑色素。例如，大多数非洲人的黑色素细胞产生的黑色素是北欧人产生的黑色素数量的数倍，并且其中大部分都是呈现棕色或黑色的真黑色素。

黑色素还决定了头发和眼睛的颜色。黑色素越多，头发和眼睛的颜色也就越深。白化病患者的乳白色皮肤是由一种酶缺乏引起的，会导致体内黑色素生成不足或根本没有黑色素。一般白化病患者的眼睛会呈现粉色或者红色，这是由于他们眼睛的虹膜中缺乏色素，使得眼睛后面视网膜中的血管清晰可见，实际上我们看到的就是这些血管的颜色。

众所周知，皮肤的颜色在一定程度上会因日晒而发生变化，触发这种变化的就是垂体（pituitary gland，一种内分泌腺）。在正常的情况下，一旦你暴露在阳光下，垂体就开始分泌激素，这种激素能够刺激黑色素细胞迅速生成大量的黑色素。但是不幸的是，这个过程很容易被破坏。因为垂体是从视神经中获得信息的，当视神经感受到光线时，它就会向垂体发出信号，启动黑色素细胞的工作程序。猜猜当你戴上太阳镜之后会发生什么？由于到达视神经的光线变少，所以传递到垂体的警告信号也会减少，继而刺激黑色素细胞的激素的释放也会少得多，最终导致黑色素生成量减少，从而使得皮肤灼伤的风险大大增加。如果此刻的你正戴着太阳镜、惬意地躺在沙滩上阅读本书，那就请你为自己的皮肤着想，把太阳镜摘掉吧！

皮肤晒黑有助于人们应对气候中阳光的季节性差异，然而对于居住在北极地区的斯堪的纳维亚人来说，这种保护措施是远远不够的。像他们这样几乎没有自然的晒黑能力而又经常不受保护地暴露在热带阳光下的人，很容易受到严重的灼伤、过早老化、皮肤癌、叶酸缺乏症，以及其他相关疾病的侵害，而且后果可能是致命的。在美国，每年有6万多人被诊断出患有黑色素瘤（melanoma，皮肤肿瘤中恶性程度最高的一种，一旦进入快速生长期，死亡率极高），欧洲裔美国人患黑色素瘤的概率是非洲裔美国人的 10 倍到 40 倍。[6]

　　人们在进化过程中或许也曾经拥有过颜色较浅的皮肤，在皮肤的上面覆盖着一层粗糙的黑色毛发。但是随着人类的不断进化，毛发脱落以后完全暴露在强烈日光（比如非洲地区）下的皮肤会吸收更多的紫外线，这会直接威胁到体内的叶酸储备，而叶酸是孕妇产下健康婴儿不可或缺的物质条件。由此便形成了一种对皮肤的进化"偏好"：人类最终选择了深色皮肤，因为它充满了既可以吸收光线又能够保护叶酸的黑色素。

　　后来一些人群向北迁徙，北部地区的日光照射时间较短，而且也没有那么强烈，这时候以阻断 UVB 吸收为目标的深色皮肤便开始"大展拳脚"了。结果它非但没有防止叶酸的流失，反而阻止了维生素 D 的合成。因此，最大限度地利用现有的阳光产生足量的维生素 D 的迫切需求便创造了新的进化压力，这一次浅色的皮肤获胜了。最近在著名的《科学》杂志上发表的一项科学调查研究甚至认为，白皮肤的人实际上是黑皮肤人种的变种人，是黑皮肤的人在丧失了产生大量黑色素的能力之后，发生基因突变形成的。

　　以乳白色的皮肤和雀斑为特点的红发人，可能也是沿着相同的进化线进一步突变形成的。为了在阳光较少且微弱的地方生存，比如英国的部分地区，他们可能在进化的过程中几乎完全淘汰了身体产生真黑色素的能力。[7]

2000 年，人类学家尼娜·G. 雅布隆斯基（Nina G. Jablonski）和地理计算机专家乔治·查普林（George Chaplin）将他们各自所从事的科研学科结合了起来（在此之前，他们刚刚结为夫妻一起生活），以探寻肤色与阳光之间的关系。研究结果一目了然，他们发现那些在同一地区生活了 500 年或者更长时间的人群中，肤色与日光照射之间存在着近乎恒定的相关性。他们甚至还得出了一个方程式，来表达特定人群的肤色与其每年接触的紫外线辐射量之间的关系。（如果你对公式计算感兴趣的话，不妨来看看这个方程式：W=70 − AUV/10。其中，W 代表相对白皙度，AUV 代表每年接触的紫外线辐射量，数字 70 则是基于一项研究得出的常数，该研究表明如果某一人群完全不暴露于紫外线下，其可能拥有的最白皙的皮肤能够反射照射到他们的光线的 70% 左右。）

有趣的是，他们的研究还提出，人类在基因库中携带了足够的基因，可以确保在 1 000 年内，当某一种群从一种气候环境迁徙至另一种气候环境中时，其子孙后代能够拥有足够深的肤色以保护叶酸，或者拥有足够浅的肤色以最大限度地提高维生素 D 的合成量。

　　然而，雅布隆斯基和查普林的方程式还无法表达一个明显的特例，而这个特例刚好验证了进化规则。因纽特人是亚北极地区的土著居民，尽管他们能够接收到的阳光有限，但皮肤却是黑色的。此事颇有蹊跷？没错，你的怀疑是对的。不过，他们之所以不需要进化出较浅的肤色以保证体内能够合成足够的维生素D，是因为他们的饮食基本上全是富含脂肪的鱼类，而鱼又恰好是自然界中富含维生素D的食物之一。所以，无论是早餐、午餐还是晚餐，因纽特人都在不断地摄入维生素D，因而无须再专门合成这种维生素。如果在你年幼的时候，你的祖母曾经把鱼肝油强挤进你的喉咙里，那么她其实是在做一件和因纽特人相似的事情——因为鱼肝油中富含维生素D，所以服用鱼肝油是预防佝偻病的最佳途径之一，特别是在牛奶被常规添加了维生素D之前。[8]

　　也许你会好奇：既然深色皮肤阻挡了所有的紫外线，那么深色皮肤的人如何获取充足的维生素D呢？这个问题又问到点子上了。请记住：穿透皮肤的紫外线的确会破坏叶酸，但同时它们也是人体合成维生素D的必要条件。深色皮肤的进化是为了保护叶酸，但它并没有进化出可以随意"开关"的机制——当你需要大量的维生素D时，你无法将阻挡紫外线的"开关"

关掉。因此，这似乎为深色皮肤的人群带来了新的困扰：生活
在光照充足环境中的他们，虽然接受了大量的紫外线照射，但
是他们的肤色在保证体内叶酸供给的同时，却也阻断了维生素
D 的贮存。

进化真的是奇妙无比，它竟然考虑到了这一点——深色皮
肤人群的基因库为一个叫作 *ApoE4*（载脂蛋白 E4 类）的小家伙
预留了空间。猜猜 *ApoE4* 是做什么的？ *ApoE4* 可以确保血液中
的胆固醇迅速增加。有了可用于转化的充足的胆固醇，深色皮
肤人群就可以最大限度地利用任何穿透皮肤的阳光了。

在北半球更北的地区，如果没有类似的适应机制，生活在
欧洲地区的浅色皮肤人群也会面临着相似的问题。在那里，不
是深色皮肤挡了阳光，而是尽管人们拥有浅色皮肤，却没有
足够的光照可以帮助合成维生素 D。毫无疑问，*ApoE4* 也广泛
存在于北欧人群中，而且越往北走，这种现象就越明显。对非
洲人而言同样如此，*ApoE4* 基因能使胆固醇水平迅速升高，这
样其携带者就能最大限度地将胆固醇转化为维生素 D，以弥补
紫外线照射的不足。

当然，作为一种特殊的进化机制，*ApoE4* 的存在也是要付
出一定代价的。*ApoE4* 基因连同所有伴它而来的额外的胆固醇
一起，使人们罹患心脏病和中风的风险显著增高。对白种人而

言，它甚至还增加了患阿尔茨海默病的风险。

通过血色素沉积症和糖尿病的例子，我们已经看到，一代人的进化解决方案很可能是另一代人的进化难题，尤其是当人们不再生活在他们的身体已经通过进化过程适应了的环境中时。［如果非要举例说明适应环境的进化优势如何变成劣势的话，你只需要看看自己的鼻子就明白了。ACHOO 综合征，俗称"喷嚏综合征"，全称是"强迫性常染色体显性遗传性光眼激发综合征"（autosomal dominant compelling helioopthalmic outburst syndrome）。这种"疾病"的典型症状是见光打喷嚏，即当某个人从黑暗的环境中突然暴露在强光（通常是阳光）下时，就会不受控制地打喷嚏。若追根溯源，我们还要从我们祖先的生活环境说起。很久以前，由于我们的祖先大部分时间都待在山洞里，因而这种打喷嚏的反射能够帮助他们清除鼻腔或者上呼吸道中的霉菌或微生物。但如今，当某个人开车穿过黑暗的隧道，在进入明媚阳光下的那一刻，突然情不自禁地打起了喷嚏时，ACHOO 显然没有在发挥积极的保护作用，而且危险至极，这可不是闹着玩的！］在我们进一步研究新环境对旧的适应机制的影响之前，先来看看另外一个有关不同种群在进化路径上不同选择的例子。而这一次，不仅是出于环境原因，而且还包括文化方面的因素。[9]

如果你是亚裔人种，那么在你喝过含有酒精的饮料之后，心率加快、体温升高、面部潮红的概率为 50%。即便你不是亚洲人，但是曾经去过一个亚洲人经常光顾的酒吧，你也可能会看到他们酒后脸红的反应。这种现象被称为"亚洲红脸症"（Asian flush），或者更正式一点的名称是"酒精性脸红反应"（alcohol flush response）。[10] 将近半数的亚洲人在饮酒之后都会出现红脸反应，而这在其他种族里却很少见到，这又是怎么回事呢？

当你摄入酒精时，你的身体会对它进行解毒，然后从中提取热量。这是一个复杂的过程，尽管这一过程主要在肝脏中进行，但也需要多种酶和其他器官协力完成。首先，一种叫作"醇脱氢酶"（alcohol dehydrogenase）的酶会将酒精转化为一种叫作"乙醛"（acetaldehyde）的化学物质；然后，另一种被称为"乙醛脱氢酶"（acetaldehyde dehydrogenase）的酶将乙醛转化为乙酸（acetate）；最后，第三种酶再将乙酸转化为脂肪、二氧化碳和水（酒精代谢产生的能量一般以脂肪的形式储存在体内，这也正是喝酒会引起"啤酒肚"的原因）。

许多亚洲人体内存在一种基因变异（标记为 $ALDH2^*2$），导致他们体内产生了一种作用不太强大的乙醛脱氢酶，因而无法有效地将酒精的第一副产物乙醛转化为乙酸，从而导致乙醛在体内蓄积。乙醛的毒性是酒精的 30 倍，一丁点儿量就能让人显出醉态，其中一个表现就是脸颊变红。当然，它引起的反应还远不止这些。存在 *ALDH2*2* 基因变异的人即使小酌一杯，体内迅速累积的乙醛也会使他们看起来醉醺醺的：面红耳赤，感到头晕目眩、极度恶心，很快便会宿醉不醒。但是，这些反应也会带来额外的好处，那就是拥有 *ALDH2*2* 基因变异的人对酒精中毒都有极高的抵抗力，因为饮酒对他们来说是一种太不愉快的体验了！

事实上，由于携带 *ALDH2*2* 基因变异的人群对酒精中毒的抵抗力太过强大，以至于医生经常会给酗酒者开一种叫作"戒酒硫"（disulfiram，也称安塔布司）的药物来治疗酒瘾，其本质上就是在模仿 *ALDH2*2* 的效果。戒酒硫是一种阻断酒精氧化代谢的药物，能抑制患者体内乙醛脱氧酶的活性，造成乙醛在体内蓄积，因而如果患者在服药期间饮酒，也会出现恶心、呕吐、焦虑、胸闷和心率加快等反应，这些反应像极了"亚洲红脸症"。

那么，为什么 *ALDH2*2* 基因变异在亚洲人中如此普遍，而在欧洲人中却几乎不存在呢？这与他们净化饮用水的方式有关。当人类开始在城市和城镇定居时，他们所面临的第一个问题就是如何管理卫生设施和废弃物，虽然这些问题至今仍然困扰着城市，但在当时，城市里甚至连现代的卫生管道系统都没有。于是，如何获取清洁的饮用水便成为摆在人们眼前的巨大挑战。一些理论认为，不同的文明孕育出了不同的解决方案。在欧洲，人们使用了发酵的方法，由此产生的酒精能杀死水中的微生物，但与此同时，这种酒精通常也会与水混合在一起。而在世界另一端的亚洲，人们采用煮水和泡茶的方法来净化他们的水源。结果，欧洲人面临着更大的进化压力，最终使他们获得了酒后不红脸的能力，能够不断饮酒、分解酒精、解毒，而亚洲人在这方面的进化压力则要小得多。

此外，酒精并不是唯一需要某种特定的基因突变才能享用的饮料。如果此刻的你正一边喝着拿铁咖啡或者舔着冰激凌甜筒，一边阅读本书，那么你也是一个突变体。世界上绝大多数的成年人在食用牛奶制品或者喝牛奶时，都要经历一种非常不愉快的消化反应：从他们不再以母乳为食（断奶）的那一刻起，身体就会停止产生那种用于消化乳糖的酶，而乳糖恰好是牛奶中主要的糖化合物。所以，如果你在饮用牛奶的时候，没有出现明显的腹胀、腹痛和腹泻等乳糖不耐受的症状，那么恭喜你，你也是个幸运的突变体。你可能是以动物奶为食的农民的后裔，这条进化线的某个地方出现了一个突变，使人们在成年以后仍然能生成一种叫作"乳糖酶"（lactase）的乳糖分解酶，最终这种突变在整个农业人口中不断传播，直到它进入你的基因组中。

非洲后裔的皮肤较黑，更容易拥有使其体内产生大量胆固醇的基因；具有北欧血统的人皮肤苍白，更容易罹患血色素沉积症和1型糖尿病；而亚裔人士分解酒精的能力相对较弱。这些特质难道是源于"种族"的差异吗？

这不是一个可以轻松回答的问题。首先，对于"种族"的定义，学界并没有达成真正的共识。从遗传学的角度来讲，以皮肤的颜色划分种族显然是不可靠的。我们在前面已经讨论过，伴随着人群的迁移，为了适应新环境中紫外线的照射水平，人们的皮肤颜色是如何发生改变的。最近的遗传学研究也证实了这一点，就普通遗传学的观点而言，一些黑皮肤的北非人可能与肤色较浅的南欧人血缘关系更近，而不是与同他们具有同样肤色的其他非洲人。

再比如说，许多犹太人似乎有着独特的遗传特质，但他们有的人可能皮肤白皙、金发碧眼，而有的人则皮肤黝黑、黑发棕眼。最近的研究同样证明了这一点。犹太人将自己的民族分为三大支派，以保留某些宗教传统。这些支派是以他们所属的《圣经》部落为基础的：祭司支派的后裔，从根本上可以追溯到摩西的哥哥亚伦，即古代以色列的第一任大祭司；利未人是利未支派的后裔，利未是圣殿的传统首领；现如今，其他十二个部落的后裔都被简称为以色列人。

一组研究人员最近将大量祭司后裔和以色列人的 DNA 进行了对比。他们惊讶地发现，祭司支派的遗传标记实在太特殊了，以至于尽管它们被传播到世界各地，研究人员依然可以肯定，它们都是少数几位男性的后裔。虽然祭司后裔们可能来自不同的地域，比如有的来自非洲，有的来自亚洲，还有的来自欧洲，而且他们的外表也不尽相同，从浅肤色、蓝色眼睛到深肤色、棕色眼睛，但是他们中的大多数都有着非常相似的 Y 染色体标记。这一研究结论颇具争议，甚至让研究人员能够大致估算出祭司后裔的基因起源时间。据研究人员说，那应该是 3 180 年之前的事了，时间点大概在"出埃及"和耶路撒冷第一座圣殿的毁灭之间，或者恰好是亚伦存活于世的时候。[11]

国际权威杂志《自然遗传学》（*Nature Genetics*）最近发表的一篇社论称，"通过基因型分析确定的种群似乎比通过肤色或自我声明确定的种群更具有可信度"。这是很有道理的，我们不应该再为是否存在明显的"种族"界限而纠结不已，而应该专注于我们所知道的事情，并以此推动医学的发展。我们所知道的是，不同种群的祖先在世界各地定居和迁居的过程中，经历了各不相同的进化压力，因而导致不同的种群确实存在着不同的遗传特质。

目前的主流舆论认为，现代人类起源于大约25万年前的非洲。根据这一理论，古代人类首先从非洲向北迁移至今天的中东地区。然后一部分人继续东进，到达印度、亚洲海岸，最终抵达太平洋群岛；有些族群则从中东地区向西行进，在中欧各处定居下来；还有一部分人选择继续向北，定居点遍及中亚；又有一部分人依靠小船或冰桥向着更远的地方冒险前进，他们绕过了北极，最后南下到达了北美洲和南美洲地区。所有这些人类的迁徙活动都可能发生在过去的10万年之内。当然，这也只是推测，也有可能人类起源于多个地方，甚至不同种群的早期人类和尼安德特人（居住在欧洲及西亚的古人类，属于晚期智人的一种）都曾相互通婚、种间交配。

不管真相是什么，很明显，随着人类的进化，不同的种群遭遇了迥然不同的环境挑战——从热带感染性疾病到突如其来的冰期，再到大流行性瘟疫。伴随所有这些挑战而来的是巨大的进化压力，这或许足以解释为何我们今天看到的人类千差万别、形态各异了。我们已经讨论了几个例子，但是它涉及的范围很广泛，相关例证不胜枚举。例如，迥异于其他种群的头盖骨形状可能是根据某一种群生活的气候环境，为了促进热量的储存和释放，而进化形成的一种适应机制。

前臂和小腿通常是人体中最容易暴露的部位（即使身着得体的裙子），体表浓密的体毛可能是人体抵御蚊虫叮咬、对抗疟疾的一种手段。除了非洲由于酷热难耐，人体进化青睐于选择稀疏的体毛之外，在其他疟疾最常见的地区，人们的体毛通常也是最浓密的，如东地中海盆地、意大利南部、希腊和土耳其。在非洲，由于高温条件使得人体无法通过进化获得浓密的体毛，人们容易患上镰状细胞贫血（sickle-cell anemia），正如我们将要讨论的那样，这种疾病对疟疾也可以发挥一定的抵御作用。

同样值得注意的是，从迁移的角度来看，人类在过去的 500 年间一直搭乘着"特快列车"。由此导致的结果就是，由于来自世界各地的人们相遇相识、婚配繁衍，基因差异变得模糊了。过去人们总是倾向于与邻近种族的人通婚、生儿育女，但是如今这种基因的融合已经扩大到了全球范围。事实上，最新的基因检测揭示出，人类总体上的融合程度已经大大超出了大多数人的想象。我们可以以哈佛大学非洲和非洲裔美国人研究所主席、著名学者亨利·路易斯·盖茨博士（Dr. Henry Louis Gates）为例进行说明。盖茨博士是黑人，但他和他的家人长期以来一直坚信他们至少有一个不是黑人的远祖，他们甚至猜想，很可能是曾经的一位奴隶主与他的曾曾祖母有过瓜葛。最终，基因检测的结果显示，虽然盖茨博士与奴隶主没有任何关系，但是他的遗传基因中有 50% 来自欧洲人，也就是说，他的祖先中有一半是白人。[12]

最后需要我们谨记在心的是，在适当的环境条件下，强大的进化压力可以在短短一两代人的时间内，将某种遗传特性在某一种群的基因库中孕育出来或者清除出去。

如果将特定基因库相对快速变化的可能性与过去 500 年间人口的快速迁移结合起来，你就能够了解，具有全然不同遗传特性的种群子集在很短的时间内便可以出现。目前一个备受争议的理论正试图从历史上的一段耻辱的时期中寻找证据，以解释非洲裔美国人中高血压高发病率的原因。

高血压是一种特别隐蔽的疾病，多达 25% 的晚期肾功能衰竭都是由它引起的，但是高血压通常没有明显的症状，因此常被称为"沉默的杀手"。非洲裔美国人中高血压的发病率几乎是其他美国人的两倍。20 世纪 30 年代，医生们首次注意到非洲裔美国人中高血压的发病率较高，并想当然地认为所有黑人都有这种患病倾向。但是他们错了，生活在非洲的黑人的高血压发病率远没有非洲裔美国人那么高。遗传学该如何解释这种现象？

你可能听说过盐可以令你的血压升高的说法吧。研究表明，这一说法尤其体现在非洲裔美国人身上，他们的血压对盐非常敏感。有一段时期，盐也因为跟高血压扯上了关系而名声败坏，但是不可否认的一点是，它是人体化学物质的一个重要的组成部分。盐可以调节体液的平衡和神经细胞的功能，没有它我们就无法生存。但是那些对盐特别敏感的人群在食用了含盐量高的食物后，很容易引发高血压。

在人类近代史上，黑奴贸易写下了最可耻、最卑劣的一页。利欲熏心的奴隶贩子把非洲黑人贩卖到美洲，黑奴们面对的运输环境和条件极其恶劣，通常都饿着肚子，甚至连水都没法喝，所以死亡率非常高。在此种情况下，那些体内天生能保存较多盐分的人存活的希望可能会大一些，因为额外的盐分可以帮助他们体内储存足够的水分，以避免致命性脱水的发生。假如这是真的，那么奴隶贸易其实造成了一种非自然的选择，使得非洲裔美国人体内储存盐分的能力增强了。而当这种能力与现代高盐的饮食相结合时，就会导致高血压的发病率上升。[13]

从医学角度来看，某些疾病在特定的人群中确实更为普遍，而这些现象的意义重大，值得我们进行持续的研究和探索。按比例来讲，非洲裔美国人致命性心脏病的发病率几乎是欧洲人和南亚裔美国人的两倍，其癌症的发病率也高出 10%[14]；与拉丁裔美国人、亚裔美国人或北美原住民相比，欧洲裔美国人更容易死于癌症和心脏病；在拉丁裔美国人中，糖尿病、肝脏疾病和传染性疾病的死亡率要比非拉丁裔人高；而北美原住民患肺结核、肺炎和流感的概率也相对较高。科学文献中新的案例层出不穷，似乎每个月都会出现几例。最近的一项研究发现，同样是每天抽一盒香烟，非洲裔美国人患肺癌的概率要比白人高得多。

当前的这些统计数据还并不能完全说明问题。因为从一开始，那些与遗传和进化无关的其他组间差异并未完全得到有效控制，而饮食、营养、环境、个人习惯以及医疗保健等方面的差异都会对研究结果产生影响。但是，这并不意味着我们应该忽视不同种群中疾病发病率的大趋势；相反，我们越是了解进化是如何影响基因组成的，就越清楚应该如何更健康地生活。我们再来看几个例子。

前面我们已经讨论了为应对太阳对人体产生的"冲突效应"而进化形成的两种平行的适应机制——深色皮肤的进化，以保护体内叶酸的储存；使体内胆固醇含量增加的触发型基因的进化，以保证身体最大限度地合成维生素 D。这两种适应机制在非洲后裔人群中都很常见，而且在烈日炎炎的非洲赤道地区同样行之有效。

可是，假如这些人移居到光照较少而且强度较弱的新英格兰地区，会发生什么呢？没有了充足的阳光穿透他们深色的皮肤、转化多余的胆固醇，他们必将受到双重伤害，一方面体内没有足够的维生素 D，另一方面体内胆固醇过量。

果然，由维生素 D 缺乏导致儿童骨骼发育不良的佝偻病在非洲裔美国人群中非常普遍，直到上个世纪初，人们在牛奶中常规添加了维生素 D 以后，这一状况才得以改善。此外，在非洲裔美国人中，阳光、维生素 D 和前列腺癌之间似乎也存在着某些关联性。越来越多的证据表明，维生素 D 可以抑制前列腺和其他部位包括结肠中癌细胞的生长。致力于揭开疾病发生的场所、原因以及易感人群真相的流行病学家发现，美国黑人男性患前列腺癌的风险由南向北不断攀升。就黑人男性前列腺癌而言，阳光明媚的佛罗里达州的发病率相对较低，但是一路向北，其发病率会一直攀升，最终在乌云密布的东北部高地到达顶峰。另外，一些研究人员还认为，体内缺乏维生素 D 可能也是我们在冬天比夏天更容易生病的原因之一。

胆固醇过量和光照不足的联合作用，很可能是非洲裔美国人心脏病高发的部分原因。虽然北方气候中没有足够的光照可以将胆固醇转化为维生素 D，但是 *ApoE4* 基因的存在，却会使血液中始终充满足量的胆固醇。胆固醇不断积聚，逐渐附着在动脉血管壁上，最终会阻塞动脉管腔，造成管腔狭窄，引发心肌梗死或者脑卒中（stroke）。

制药行业已经开始考虑人群间的遗传差异了。研究遗传变异对药物治疗影响的学科被称为药物遗传学（pharmacogenetics），而且该研究目前已经取得了一定的进展。例如，人们普遍认为，一些常规的高血压治疗方法对于非洲裔美国人来说效果并不明显。美国食品药品监督管理局（FDA）最近批准了一种有争议的药物拜迪尔（BiDil），用于治疗非洲裔心力衰竭患者。[15]

新的研究表明，人体的化学反应（以及人体对某一药物的反应方式）不仅受特定遗传变异的影响，而且还取决于基因在基因组中出现的频率。换句话说，基因的数量和质量同等重要。

举个例子，一种名为 CYP2D6 的基因会影响人体对 25% 以上的药物的代谢，包括非常常见的药物，如减充血剂和抗抑郁药。CYP2D6 基因拷贝数较少的人被称为"慢代谢者"。据信，高达 10% 的白种人属于这一类，而在亚洲人中只有 1% 的人有此困扰。如果你曾经在服用了标准剂量的苏达菲（Sudafed）之后，有刺痛的感觉并且心跳加速，那么你很可能是一个慢代谢者，此时你最好将情况如实告知医生，减少用药剂量。

与之完全相反，有一类人则是"超速代谢者"，他们体内 CYP2D6 基因的拷贝数可以多达 13 个！ 29% 的埃塞俄比亚人是超速代谢者，而在白种人中这一比例不到 1%。对于基因组成如何影响个体对特定药物的反应，我们了解得越多，就越容易明确"个体化用药"（即药物治疗的剂量和种类根据个体的基因组"量身定制"）在造福人类健康方面所具有的潜力。[16]

科学家由此猜想，不同人群中 *CYP2D6* 等基因的存在和数量与特定人群生活环境中的相对毒性有关。快速代谢者可以更有效地"清除"或者解毒有害物质。所以在特定的环境中，来自食物、昆虫等的毒素越多，就越有利于进化出多拷贝的毒素清除基因。但是有时候，快速代谢也可能会带来麻烦：一些快速代谢者会将某些药物如可待因（codeine，一种镇痛药），转化为药效更强的形式。[17] 最近有一个病例报道，一位患者在服用了医生处方的止咳糖浆后，将其中的可待因转化成了吗啡，其速度比任何人预期的要快得多，结果导致她的病情反而加重了。毫无疑问，她是一位 *CYP2D6* 基因超速代谢者。[18]

另有一种被称为 *CCR5-Δ32* 的基因，似乎能够阻止人类免疫缺陷病毒（HIV，即艾滋病病毒）进入细胞。这种基因的一个拷贝就可以显著阻碍病毒的繁殖能力，减少携带该基因的病毒感染者的病毒载量。那么，携带这种基因的两个拷贝岂不是会让人体变得坚不可摧？没错，当真如此，这种情况下人类对 HIV 就几乎完全免疫了。不幸的是，在艾滋病大肆流行的

非洲人群中，*CCR5-Δ32* 基因几乎完全不存在，而它却存在于
5%~10% 的白人中。[19] 一些研究人员提出，*CCR5-Δ32* 是基因
自然选择的结果，情况类似于使人类免于鼠疫侵害的血色素沉
积症，但与血色素沉积症不同的是，目前尚不了解这种基因的
选择机制。

越来越多的证据表明，对于我们的祖先来自何处、他们如
何适应环境的变化以及我们今天生活的环境如何等诸多问题的
探索，都会对我们的健康产生重大的影响。理解了这一点，无
论是对实验室研究、对医生诊室的医疗保健，还是对我们日常
的家庭生活而言，都将大有裨益。[20] 目前，高胆固醇血症最常
用的治疗方法是他汀类药物治疗，尽管这类药物通常被认为是
"安全"的药物，但若长期服用，也会引起严重的副作用，包括
肝功能受损等。如果早知道可以通过充足的日光照射将体内多
余的胆固醇转化成维生素 D，在决定一辈子与立普妥（Lipitor，
降脂类药物）为伴之前，你难道不愿意尝试一下日光浴吗？[21]

这些问题有如暮鼓晨钟，发人深省。

第 4 章

"嘿，蚕豆兄，帮个忙好吗？"

一位文质彬彬的男子站在他的牢房里，即使身着亮橙色的监狱服，也掩盖不住他骨子里的温文尔雅。他两眼紧盯着一位迷人的褐发女子，上下打量着，心想她竟然敢只身一人到牢里来问他问题！她在测试他，而他完全不接受。"曾经有一个人口调查员想测试我，我把他的肝配蚕豆吃了，还配有美味的红酒呢。"汉尼拔·莱克特（Hannibal Lecter）说道。

如果这个被称为"食人狂魔"的汉尼拔医生是一位流行病学家，而不是一名精神病专家的话，那么他可能会直接用蚕豆来杀死受害者，而不仅仅是以蚕豆配食肝脏。

蚕豆的英文名字写作"fava beans"，该词来源于意大利语，在蚕豆正式被命名之前，人们还给它取了另外一个名字"broad beans"，意思是有关它的传说涉及的范围很广泛。[1]古希腊学者毕达哥拉斯曾经警告过一群未来的哲学家要"远离蚕豆"，因为蚕豆在当时常充当选票，白色代表"赞成"，黑色代表"反对"，所以毕达哥拉斯可能是想告诫他的学生们：所有优秀的哲学家都应该"远离政治"。这一忠告在今天依然适用。

事实上，关于毕达哥拉斯警告学生远离蚕豆的传说也有诸多不同的版本。另有一种理论认为，毕达哥拉斯的担忧无关蚕豆的毒性，也与政治无关。按照第欧根尼（Diogenes）的说法，毕达哥拉斯只是担心他的学生会因为吃太多的豆子而忍不住放屁，这难免会影响他们修炼灵魂。2 000年前，第欧根尼曾经说过：

> 人应该避免食用蚕豆，因为它们充满了气体，并且参与了灵魂的存在。如果一个人戒食了蚕豆，他的胃就不会那么嘈杂了，他的梦想也就不会那么压抑，而且会平静很多。[2]

一个叫作奥尔甫斯教（Orphics）的宗教组织则认为，蚕豆植株中含有死者的灵魂，"吃蚕豆同啃食父母的头颅是一回事"。亚里士多德本人就有5种不同的解释，认为毕达哥拉斯之所以忠告人们戒食豆子，

> 或者是因为它们形似睾丸；或者是因为它们一个一个孤立地存在，而未被铰链连接起来，所以像哈迪斯冥国的

大门；或者是因为它们对身体有害；或者是因为它们类似于宇宙的本质；或者是因为它们与寡头政治有关，因为人们用它们来抽签选举。[3]

难怪所有的古希腊人都是哲学家，他们显然有大把的时间去思考。但他们并不是唯一注意到许多人会对蚕豆产生神秘反应的人。据说 20 世纪时，撒丁岛（Sardinia，意大利西部的一座岛屿）上的一名教师注意到，每年春天她的学生都会发生季节性嗜睡，这种情况会持续数周。她可能回想起了毕达哥拉斯的警告，于是把学生打瞌睡的现象与开花的蚕豆联系在了一起。此外，在整个中东地区，人们都普遍迷信不能吃未煮熟的蚕豆。在意大利，人们通常会在万灵节的时候种植蚕豆，而那些形状像蚕豆荚的蛋糕被称为"死亡之豆"（fave dei morti）。

"有烟之处必有火"。你大概已经猜到了，民间传说总是跟医学有着某种渊源，对于蚕豆来说，更是如此。

蚕豆病（favism，现代医学对它的称谓如此贴切）是一种遗传性酶缺乏症，也是世界上最常见的酶缺乏症，大约有 4 亿人患有这种疾病。在极端的情况下，患有蚕豆病的人在进食蚕豆（或服用某些药物）以后会迅速出现严重的贫血，并且经常会导致死亡。[4]

朝鲜战争期间，科学家首次获悉了一些人对蚕豆产生致命反应背后的真相。当时，由于疟疾在朝鲜的部分地区大肆流行，医生给在那里服兵役的美国士兵开了抗疟药，其中包括一种叫作伯氨喹（primaquine）的药物。医生很快发现，大约有10%的非洲裔美国士兵在服用伯氨喹时出现了贫血，而有些士兵，尤其是那些具有地中海血统的士兵，产生了一种更为严重的不良反应——溶血性贫血（hemolytic anemia），他们的红细胞完全破裂了。[5]

1956年，也就是签订朝鲜战争停战协定3年之后，医学研究人员终于找出了致使士兵对抗疟药物产生不良反应的原因：他们的体内缺乏足够数量的葡萄糖-6-磷酸脱氢酶（简称G6PD）。G6PD被认为存在于人体的每一个细胞中，它对红细胞尤其重要，能够保护细胞结构的完整性，清除它们可能会破坏细胞的化学元素。

说起"自由基"（free radicals），你可能早就从新闻报道中对它有所耳闻了，知道它们对我们的身体有危害。其实，理解自由基最简单的方法就是记住：大自然母亲喜欢配对，扮演着化学反应中"媒人"的角色。自由基本质上是具有不成对电子的分子或原子，而不成对的电子盼着自己能够出双入对。不幸的是，这些电子在机体内所有错误的地方寻找着"爱情"。当不成对的电子试图与其他分子中的电子配对时，便会引起化学反应。这些反应会破坏细胞中的化学物质，导致细胞早死，这也是自由基会引起衰老的主要原因之一。

G6PD 就像是红细胞内的保镖：当它站岗放哨的时候，会将自由基统统赶走，这样后者就不能制造麻烦了。但当你的体内没有足够的 G6PD 时，任何产生自由基的化学物质都会对红细胞造成严重的破坏。这就是士兵服用伯氨喹后发生不良反应的原因：伯氨喹阻止疟疾传播的方式之一就是通过对红细胞施加药效，使其不利于导致疟疾的寄生虫生存。但是如果体内没有足够的 G6PD 来维持细胞的完整性，那么当伯氨喹作用于红细胞时，由于有些细胞不能有效地摄取药物成分，自由基便会乘虚而入，导致细胞膜破裂，摧毁红细胞。而红细胞的损失会造成贫血，特别是由红细胞过早破裂引起的溶血性贫血。发生溶血性贫血的患者通常表现为极度虚弱和疲劳，而且可能会出现黄疸，如果不加以治疗，可导致肾功能衰竭、心力衰竭，甚至是死亡。[6]

古希腊人很早就认识到，对有些人来说，蚕豆就如同杀手一样。蚕豆中含有两种与糖有关的化合物——蚕豆嘧啶葡萄糖苷（vicine）和伴蚕豆嘧啶核苷（convicine）。这两种化合物都能在人体内产生自由基，特别是过氧化氢。蚕豆病患者进食蚕豆以后，就会发生类似于服用伯氨喹之后的反应。如果过氧化氢不能在 G6PD 的帮助下得到清除，它就会攻击你体内的红细胞，并最终导致红细胞破裂、死亡。一旦发生这种情况，其余的细胞也会从血管中渗漏出去，导致溶血性贫血，并可能危及生命。

负责 G6PD 蛋白生成或导致其存在缺陷的基因与它同名，也叫作 G6PD，位于 X 染色体上。你大概还记得生物课的内容，X 染色体是人体的两种性染色体之一，另一种是 Y 染色体。具有两条 X 染色体，即性染色体组成为 XX 的是女性；而具有一条 X 染色体和一条 Y 染色体，即性染色体组成为 XY 的人是男性。由于导致 G6PD 缺乏症的基因存在于 X 染色体上，所以这一疾病在男性中的发病率要高于女性。对于男性而言，当他的 X 染色体发生突变时，其所有的细胞都会因该突变而发生改变。而倘若一名女性患有严重的 G6PD 缺乏症，那么必须是她的两条 X 染色体上都发生了突变；如果只有一条染色体上有突变，那么她体内的部分红细胞依然有正常的基因，另外一些红细胞中则是突变的基因，尽管如此，她仍然能够产生足够的 G6PD 来避免蚕豆病症状。[7]

G6PD 基因主要有两种变体，一种是 Gd^B，另一种是 Gd^{A+}。这种基因可能的突变形式已经超过 100 种，但它们主要可以分为两大类：一种起源于非洲，叫作 Gd^{A-}；另一种出现在地中海附近，叫作 Gd^{Med}。只有当自由基开始逐渐击垮你体内的红细胞，而又没有足够的 G6PD 将其清除时，这些突变才会引起比较严重的问题。某些感染和药物如伯氨喹，都可能成为蚕豆病的致病原因，因为它们会将自由基释放到血液当中。但是正如我们前面所讨论的，其最常见的触发因素还是食用蚕豆，这也是它被称为蚕豆病的原因。

几千年来，人类一直都在种植蚕豆。迄今为止最古老的蚕豆种子是在拿撒勒（Nazareth）附近的一次考古发掘中被发现的。据推测，这些种子距今已有约 8 500 年的历史，可以追溯到约公元前 6500 年。研究人员认为，蚕豆从位于现今以色列北部地区的拿撒勒开始，逐渐传遍整个中东地区，然后北上进入地中海东部地区，到达土耳其，穿过希腊平原，传入意大利南部地区、西西里岛以及撒丁岛。

如果在地图中标记出蚕豆病最常发病的地区，然后将其与蚕豆种植最为普遍的地区进行覆盖重合，你猜会怎么样？蚕豆病致病基因和蚕豆种植农场有什么相关性吗？结果就是，蚕豆病最常发病的地区与蚕豆广泛种植的地区完全一致。在地中海周围的北非和南欧地区，蚕豆都是最常见的作物，也是最致命的，而这里恰好也是历史上广泛种植和食用蚕豆的区域。

我们又一次回到了这个问题：数百万人类进化出的一种基因突变，却只会在他们食用其生活区域饮食中最为常见的食物时才会引发问题，这是为什么？

如果说我们目前已经有所发现的话，那就是进化不喜欢那些使我们生病的遗传性状，除非这些性状更有可能在伤害我们之前帮助我们。一种由 4 亿多人共同拥有的遗传性状无疑是进化的最爱。由此可见，G6PD 缺乏症的存在一定也具有某种积极的意义，对吗？

答案是肯定的。

在我们进一步深入研究蚕豆病与蚕豆之间的联系之前，让我们首先来看看动物王国的进化与植物王国的进化之间更为广泛的联系吧。我们先从早餐开始说起。当你喝草莓牛奶麦片粥时，注意到其中的草莓了吗？你绝对想不到，结出它的藤蔓就是想让你吃掉它！

植物能够结出可食用的果实，是它们为了自身的利益而进化的结果。动物采摘果子吃，果实中含有种子。动物或行走，或奔跑，或左右摇摆，或展翅高飞，最终会把种子"放置"（通过排便）到别处，由此便为植物提供了继续传播和繁殖的机会。苹果的种子不会掉落在离树很远的地方，除非有动物吃掉它，并带它去"兜风旅行"。这是一次"美食之旅"，适用于每一种植物。事实上，这就是为什么成熟的果实容易采摘，而且经常会自己掉落，而未成熟的果实很难采摘——因为在果实内部的种子发育完成之前，植物不希望你把它们的果实摘下来。在大自然母亲的"户外咖啡馆"中，没有免费的午餐。

另一方面，尽管植物希望动物能够吃掉它们的果实，但除此之外，它们并不希望动物们过分地靠近。而当动物开始啃食它们的叶子或者啃咬它们的根茎时，事情就变得比较棘手了。所以，植物不得不学会保护自己。虽然它们通常是不能移动的，但是这并不代表它们是泛泛之辈。

刺是植物最明显的防御机制，但绝不是唯一的，或最强大的一种方式——可以说这些家伙拥有一座完整的"武器库"。到目前为止，植物是地球上最大的"化学武器制造商"。每个人都知道，我们是如何从基础的植物化学作用中获益的：植物利用从大气中吸收的二氧化碳，将阳光和水转化为糖，进而产生氧气，让我们得以呼吸。但是，这仅仅是一个开始。植物化学还能够对环境产生重大的影响，从天气到当地捕食者的数量，影响范围极广。

苜蓿、甘薯和大豆都属于一类含有一种叫作植物雌激素的化学物质的植物。听起来很熟悉，对吧？没错，植物雌激素与雌激素等动物性激素的作用相似。如果动物吃了过多含有植物雌激素的植物，过量的雌激素样化合物会严重影响它们的生殖能力。

20世纪40年代，澳大利亚西部发生了一次绵羊繁殖危机。健康的绵羊不是不受孕，就是小羊还没来得及生产就胎死腹中。当所有人都手足无措时，一些聪明的农业专家找出了这一事件的元凶——欧洲苜蓿。这种小小的苜蓿植物能产生一种强效的植物雌激素，称为刺芒柄花素（formononetin），作为对抗掠食者的天然防御手段。没错，如果你是植物，绵羊就是掠食者！由于习惯了欧洲的潮湿环境，被引入澳大利亚的苜蓿植物不得不艰难地应对澳大利亚干燥的气候。当苜蓿遇上不太好的年景——没有足够的雨水或阳光，或者雨水或阳光太多时，它就会通过限制掠食者下一代的数量来保护自己。它会增加刺芒柄花素的生成量，使掠食者中的"准父母"丧失生育能力，从而防止掠食者的后代们对它造成威胁。[8]

下一次想要寻找一些便捷的避孕方法时，你当然不必跑到苜蓿地里去，服用各种形式的避孕药，依然可以达到同样的目的。天才的化学家卡尔·杰拉西（Carl Djerassi）正是基于植物的这种避孕作用，研发出了避孕药。不过，他并没有选择苜蓿作为原料，而用的是甘薯，确切地说是墨西哥山药。他从山药中的一种植物雌激素"薯蓣皂苷元"（disogenin）着手，然后以此为基础，于 1951 年合成了第一种可销售的避孕药。[9]

山药并不是人类饮食中植物雌激素的唯一来源。大豆中也富含植物雌激素，被称为染料木黄酮（genistein）。值得注意的是，现在有许多加工食品，包括商业婴儿配方食品都使用了大豆，因为它是一种廉价的营养来源。随着我们饮食中的植物雌激素水平越来越高，以及大豆在我们的饮食中越来越普遍，有一小部分科学家已经开始担心，我们可能无法掌控其潜在的长期影响。

植物擅长控制生育，但它们更加擅长放毒。当然，它们产生的大部分毒素并不是针对人类的；其实它们大可不必太担心我们。植物所面临的真正的问题是那些坚定的素食主义者：嗡嗡叫的，四处乱飞的，以及完全以它们为食的食草动物。但这并不意味着我们就可以高枕无忧了，因为植物毒素也会给我们带来很多问题，而且很有可能，你在上周就已经"吃掉"了你的"公平份额"。

你吃过木薯布丁吗？木薯粉是从木薯植物中精炼出的淀粉。木薯是一种个头很大而且皮很厚的圆柱状块茎，看起来有点像长着椰子皮的长白甘薯。时至今日，木薯已经成为很多生活在热带地区的人的主食。但是，它含有一种致命的氰化物的前体。当然，在它被煮熟和正确加工以后，就是无毒的了。所以，下次看到生的木薯时，千万不要直接啃咬。不出所料的是，在干旱时期，木薯的氰化物含量特别高，因为此时木薯需要额外的防御措施来抵御掠食者，以安然度过生长期。

再来看一个例子，印度野豌豆主要种植于亚洲和非洲，它的化学武器是一种能引起麻痹的强力神经毒素。这种神经毒素非常强大，以至于当所有其他的作物因为干旱或者虫害而死亡时，野豌豆往往也能存活下来。出于这个原因，世界上有些地区的贫困农民将它作为一种保险作物来种植，以在饥荒之年抵抗饥饿。毫无疑问，在那些种植野豌豆的地区，饥荒过后，与这种有机毒物相关的疾病的发病率将迅速攀升。饥荒之下，有些人选择承担中野豌豆之毒的风险，而不是被活活饿死，这一点不足为奇。[10]

茄科植物包含一大类不同的植物，其中有些是可食用的，而有些是有毒的。茄科植物一般都含有大量的生物碱，这些化合物对昆虫和其他食草动物都是有毒的，而对人类的影响有利也有弊，有时可能会使人产生幻觉。有人推测，"女巫"在她们的"魔法"药膏和药水中加入了某种茄科植物，这样"被施魔法"的人就会幻想他们在空中飞翔！[11]

茄科植物家族中最常见的成员之一是曼陀罗属，包括土豆、西红柿和茄子等。曼陀罗（jimsonweed）得名于弗吉尼亚州的詹姆斯敦（Jamestown）。美国独立战争之前约 100 年，曾经爆发了一次短暂的农民起义，人称"培根起义"。虽然这场起义很快就被镇压了，但是却颇具戏剧性。当英国士兵被派往詹姆斯敦镇压起义时，他们的沙拉中被偷偷地（或许是偶然地）加入了曼陀罗。1705 年，罗伯特·贝弗利（Robert Beverley）在《弗吉尼亚州的历史和现状》（*The History and Present State of Virginia*）一书中描述了这一事件带来的后果：

> 他们中的一些人吃了很多，之后便演变成了一场人间喜剧，他们如同傻子一样，丑态百出，疯癫数日：有的人将一根羽毛吹向空中；有的人愤怒地投掷着稻草；有的人赤身裸体，像猴子一样端坐在角落里，龇牙咧嘴，扮着鬼脸；还有的人会亲切地亲吻和抚摸他的同伴，挤眉弄眼，其面部的表情比任何一个马戏团的小丑都滑稽可笑……他们玩着各式各样简单的把戏，11 天后，他们又恢复了正常，但是已经完全不记得发生过的事情了。[12]

曼陀罗是一种高大的、茎粗叶大的绿色野草，广泛生长在美国。每年都会有人不小心误食它，因为它通常与花园里的其他植物混长在一起。

植物中的化学物质可以引起麻痹、不孕不育，或者让人癫狂。与此同时，它们也能以比较"温和"的方式影响我们，比如造成消化系统功能紊乱，或者引起我们嘴唇的灼烧感等。小麦、豆类和马铃薯中都含有淀粉酶抑制剂（amylase inhibitor），淀粉酶抑制剂是一类可以妨碍碳水化合物吸收的化学物质。鹰嘴豆和一些谷物中都含有蛋白酶抑制剂（protease inhibitor），它会影响蛋白质的吸收。通过烹饪或者浸泡，许多植物的防御系统就会失效。过去有将豆类和豆类蔬菜浸泡过夜的传统，这一传统正是起到了这样的功效：它能中和造成我们新陈代谢紊乱的大多数化学物质。

如果你曾经生吃过哈瓦那辣椒，你可能会有种疑似中毒的感觉吧？事实上，你真的是中毒了。那种灼烧的感觉是由一种叫作辣椒素（capsaicin）的化学物质引起的。哺乳动物对辣椒素极其敏感，因为辣椒素会作用于哺乳动物感知疼痛和温度的神经纤维，但是鸟类通常感觉不到辣味，因为其体内缺乏对辣椒素敏感的受体。由此可以看出，大自然母亲在大跳"进化之舞"时，是多么聪慧、巧妙。老鼠和其他啮齿动物忍受不了这种火辣辣的感觉，因此当它们看到辣椒植物那红红的果实时，总是

躲得远远的。这对辣椒来说是好事，因为哺乳动物的消化系统
会破坏它们的小种子，这个过程已经偏离了"美食之旅"的轨
道。但是鸟类在吃辣椒时既不会破坏辣椒的种子，也不会受到
辣椒素的影响。所以，哺乳动物就把辣椒留给了鸟儿，鸟儿们
把种子带到了空中，沿途撒播。

　　辣椒素是一种具有黏性的毒素，它能附着在黏膜上。这就
是为什么用触碰过辣椒的手揉搓眼睛时会有火辣辣的灼烧感，
同时这也是为什么这种灼烧感会持续很长的时间，用水清洗也
无济于事，因为辣椒素的黏性使其不易溶于水。在这种情况下，
喝杯牛奶（最好是低温的全脂牛奶）或是吃点其他含有脂肪的东
西更能缓解辣味，因为脂肪是疏水性的，它有助于将辣椒素从
黏膜中剥离出来，从而使你恢复平静。[13]

　　辣椒素不仅会引起灼烧感，而且还可能导致某些类型的神
经元选择性地变性，大量食用辣椒危害极大。对于其中的相关
性，科学家仍在争论，但是在几乎以辣椒为主要调味品的地方
如斯里兰卡，以及在其他大量食用辣椒的种族中，胃癌的发病
率的确更高。[14]

　　从进化的角度来看，植物需要进化出一些机制，以确保掠
食者在下一次准备把它们当作美餐之前会再三思量。这其实并
不奇怪，真正令人感到奇怪的是，我们为什么要继续种植和食

用数千种对我们来说有毒的植物？人类每年平均摄入的天然毒素竟多达 5 000 到 10 000 种！研究人员估计，近20%的肿瘤相关性死亡是由我们饮食中的天然成分引起的。既然我们种植的许多植物都是有毒的，那么为什么我们没有进化出对付这些毒素的机制，或者为什么不直接停止种植呢？

事实上，我们曾经尝试过。

在某种程度上尝试过。

你曾经有过多少次特别想吃点甜的或者咸的东西？但是，为何你想吃的不是苦的东西呢？你肯定不会对着自己说："来吧，今天的晚餐我真的很想吃点特别苦的东西。"这种情况一般是不会发生的，对吧？

在西方的饮食传统中，有 4 种基本的味道：甜味、咸味、酸味和苦味。（还有一种味道叫作鲜味，它来源于世界的其他地方，但是无论在文化上还是在科学上，都越来越受到西方人的欢迎，你可以在某些熟食以及发酵的食品，如味噌、帕玛森干酪或者全熟的牛排中品尝到。）大多数味道都是令人愉快的，而且它们的进化原因很简单：吸引我们食用富含营养元素、糖和盐的食物。

但是苦味不一样，苦涩会让我们对食物失去兴趣。事实证明，这可能就是问题的关键所在。2005 年，一项由伦敦大学学院、杜克大学医学中心和德国人类营养研究所的研究人员共同发表的研究论文得出结论：人类进化出品尝苦味的能力，是为了检测植物中的毒素并避免食用它们。（这就是许多植物生物学家给植物产生的毒素起名为"拒食剂"的原因。）通过对影响我们舌头上苦味味觉感受器发育的其中一个基因的遗传史进行重组分析，科学家将人类这种能力的进化发展追溯到了大约 10 万年到 100 万年前的非洲。并不是所有人都具有品尝苦味的能力，而且有些人也并不像其他人那样对苦味如此敏感，但是鉴于这种能力在全球范围内的广泛性，显而易见，它曾经给人类带来了巨大的生存优势。[15]

　　大约有四分之一的人拥有异常敏锐的味觉，他们被称为"超级味觉者"。这一特殊人群是化学家在研究人们对丙基硫氧嘧啶（propylthiouracil，一种化学物质）的反应时偶然发现的。实验中，有些人根本尝不出它的苦味，有些人觉得它稍微有点苦，还有一些人，也就是那些"超级味觉者"，即便是最轻微的苦味也会让他们感到厌恶。"超级味觉者"会觉得葡萄柚、咖啡和茶等食物都苦涩难耐。他们对甜味的敏感程度可能也是普通人的两倍，而且也更容易感受到辣椒引起的灼烧感。[16]

　　有意思的是，这篇合作发表的论文不仅将苦味与植物毒素检测联系在了一起，而且还指出，拥有敏感的味觉在今天看来可能并不是一种优势。事实上，并不是所有味苦的化合物都是有毒的，正如我们前面在探讨茄科植物时所提到的，有些化合物其实是有益的。曼陀罗中的东莨菪碱是一种带苦味的生物碱，它可以引起暂时性的癫狂症状，而西兰花中具有抗癌作用的一些化合物也是发苦的。所以今天，尤其是在发达国家，对植物毒素的自然警报已经逐渐解除了，对苦味产生强烈的反应反倒可能成为一种劣势，因为它并不是在帮你避开毒素，而是让你远离了对你有益的食物。

既然地球上有 25 万种植物可供选择，而且人类又拥有如此敏锐的味觉，那么我们为什么不去种植那些没有毒性的植物或者对那些含有毒素的植物进行改良呢？事实上，我们曾经真的尝试过，但是和进化王国的其他事物一样，这个过程太过复杂，而且可能还会产生一些不良的后果。

请记住，植物的化学武器大多不是针对我们人类的，它们更多的是针对昆虫、细菌、真菌以及某些专门食草的哺乳动物。因此，如果我们对某种植物实行"单方面裁军"，这就好比是把糖果店的钥匙交给了校车里的孩子们，估计很快糖果店便会被席卷一空，而对植物来说，其掠食者也会将它们一扫而光。

当然，有时候植物育种者也会另辟蹊径，为植物培育出多种自然抗性，将可食用的食物变成几乎致命的毒药。所有的马铃薯，尤其是那些颜色有点发绿的，都含有龙葵碱（solanine）。[17]龙葵碱的存在是为了保护马铃薯免受马铃薯晚疫病的侵袭（想想那些致命性的脚癣病例，你就能明白马铃薯晚疫病对马铃薯意味着什么了）。龙葵碱是一种脂溶性毒素，可以引起幻觉、麻痹、黄疸和死亡，因此，食用太多富含龙葵碱的法式炸薯条，无疑是在慢性自杀。当然，有时候晚疫病可能会彻底击垮龙葵碱提供的保护，这种致病疫霉菌曾造成了 19 世纪中期毁灭性的爱尔兰马铃薯大饥荒，导致了大量的饥荒、死亡以及大规模的移民。

20 世纪 60 年代，为了提高马铃薯作物的产量，英国的植物育种者培育出了一种具有疫病抗性的马铃薯。他们把这种特殊的马铃薯称作勒纳佩（Lenape）。虽然一颗勒纳佩中含有的龙葵碱就几乎足以致命，但是第一个食用它的人并未觉得它很特别。所以，当我告诉你，他们当时像买普通的土豆一样兴高采烈地将勒纳佩从市场上拉走时，你一定不会感到惊讶。

类似的例子还有芹菜，它能够很好地阐释有机农业有时出现的"双刃剑"的作用。芹菜通过产生补骨脂内酯（psoralen）来保护自己，补骨脂内酯是一种可以破坏 DNA 和植物组织的毒素，同时也可以使人体对阳光极度敏感。有趣的是，补骨脂内酯只有在暴露在阳光下时才具有活性，所以有些昆虫为了避免这种毒素在体内产生活性，会选择在黑暗中对受害者发起攻击，然后将自己卷在一片叶子里面，躲上一整天，在没有阳光照射的黑暗中尽享美味大餐。[18]

普通的芹菜对大多数人来说都不会造成问题，除非你在喝过一碗芹菜汤之后，又去了日光浴沙龙。对于那些长期以来一直碰触大量芹菜的人来说，补骨脂内酯通常会带来较多的问题，例如，许多芹菜采摘者会患有皮肤方面的疾病。

由此可见，在感受到攻击的时候，芹菜特别擅长加足马力大量生成补骨脂内酯。伤痕累累的芹菜秆所产生的补骨脂内酯可以达到未受伤害的芹菜秆的100倍。农民使用合成杀虫剂虽然会带来一大堆其他的问题，但是基本上可以保护植物免受攻击。而种植有机作物的农民不使用合成杀虫剂，就意味着他们给了植物攻击者以可乘之机，使得正在生长中的有机芹菜的茎秆容易受到昆虫和真菌的侵袭。当这些茎秆不可避免地成为"盘中餐"时，芹菜就会产生大量的补骨脂内酯。种植有机芹菜的农民本想使其免受杀虫剂中毒素的污染，没想到却保护了植物中合成大量毒素的生物学过程。

生命，本就是一种妥协。

　　关于植物进化对人类产生的影响,我们已经有了更多的了解,现在让我们再回过头来看看蚕豆和蚕豆病之间的关系吧。

　　那么到目前为止,我们知道些什么呢?我们知道,吃蚕豆会将自由基释放到血液中;我们知道,患有蚕豆病的人由于体内缺乏 G6PD 酶,因而不能有效地清除体内的自由基,最终会导致红细胞破裂并引发贫血症;我们知道,从地图上来看,蚕豆的种植区域和潜在的蚕豆病致病基因携带者的居住区域存在高度的吻合;我们还知道,任何一种像蚕豆病这样普遍存在于 4 亿多人中的基因突变,曾经给它的携带者带来的益处必定大于害处。[19]

　　那么,在非洲和地中海沿岸地区广泛存在,并且与红细胞有关系,危及人类生存的威胁到底是什么呢?如果你去问牙医,5 个牙医中可能有 4 个会告诉你是三叉神经痛,但如果你去请传染病专家为你解开谜题,估计所有人都会给你同样的答案,那就是:疟疾(malaria)。

　　疟疾是一种传染病,每年的感染者多达 5 亿人,其中会有 100 万多人死亡。世界上有一半以上的人口生活在疟疾普遍流行的地区。如果不幸感染了疟疾,你会经历可怕的、周期性规律发作的全身发冷、发热、多汗,并伴有关节疼痛、呕吐和贫血等症状。最终,它会导致昏迷和死亡,在儿童和孕妇中尤甚。[20]

从希波克拉底的《论风、水和环境》（*On Airs, Waters, and Places*）[21] 开始，若干个世纪以来的西方医生都认为许多疾病都是由湖泊、沼泽和湿地等静态水源散发出的不健康的蒸气所致，他们将这些蒸气或雾气称为瘴气。"疟疾"在古意大利语中的意思是"坏空气"，他们认为疟疾是由瘴气引起的诸多疾病之一。事实证明，疟疾确实与湿热的沼泽有关系，但它并非是沼泽散发出的蒸气所致，而是由在这些潮湿的地方疯狂滋生的蚊子引起的。疟疾的病原体是疟原虫（与动物有某些形似性状的微生物），疟原虫会通过雌性按蚊的叮咬（按蚊又叫疟蚊，雄虫不会叮咬）进入人体的血液当中。疟原虫种类繁多，其中最危险的就是恶性疟原虫。

毋庸置疑，"瘴气导致疟疾"的理论是错误的。尽管如此，它至少也为现代医学的发展指点了迷津。据电视纪录片《关联》（*Connections*, 1978）的作者詹姆斯·伯克（James Burke）介绍，1850 年佛罗里达州一位名叫约翰·戈里（John Gorrie）的医生认为，他在一项新发明的帮助下，已经彻底攻克了疟疾。在那之前，戈里医生注意到，疟疾更常见于较温暖的气候中；即使是在较冷的地方，人们似乎也只在温暖的月份才会患病。所以他认为，如果能找到一种方法来消除所有温暖的"坏空气"，他就能保护人们免受疟疾的侵袭了。[22]

戈里医生发明的装置将冷空气输送到疟疾病房，以达到抗击疟疾的目的。而今天，这一发明的升级版可能正在将凉爽的空气吹进你的家中，我们把它称作空调。虽然空调并没有改善戈里医生所救治的疟疾感染患者的预后（预测疾病的可能病程和结局），但却对这种疾病产生了一定的影响。空调使得居住在疟疾高发地区的人们可以紧闭门窗，待在室内，从而不被携带疟原虫的按蚊叮咬。[23]

时至今日，每年仍有数以亿计的疟疾感染病例。虽然它是世界上十大死亡原因之一，但并非每个感染疟疾的人都会死亡。更重要的是，或许并不是每一个被携带疟疾的按蚊叮咬的人都会受到感染。那么，究竟是什么帮助疟疾感染者存活了下来呢？

不同的环境会造成不同的进化压力，而在某些人群中进化产生的独特的遗传特性可能会致病，J. B. S. 霍尔丹（J. B. S. Haldane）便是第一批能够认识到这一点的人之一。60多年前，他就提出，某些群体，特别是具有镰状细胞贫血或地中海贫血（也是一种遗传性血液病）遗传倾向的人，对疟疾具有更好的自然抵抗力。[24]

今天，许多研究人员都认为，一种远比镰状细胞贫血或地中海贫血更为普遍的遗传性状或许也能保护人们免受疟疾的侵袭，它就是 G6PD 缺乏症。在两项大型的病例对照研究中，研究人员发现，具有 G6PD 突变非洲变体的儿童对恶性疟原虫（最严重的疟疾类型）的抵抗力是不具有该突变的儿童的两倍。实验室的实验结果进一步证实了这一点：如果需要在"正常的"红细胞和 G6PD 酶缺乏的红细胞之间进行选择，导致疟疾的寄生虫总是会优先选择正常的红细胞。

这是为什么呢？恶性疟原虫实际上是一种脆弱的小生物，它只有在非常干净的红细胞中才能旺盛地生长、发育和繁殖。G6PD 缺乏症患者的红细胞不仅不适合疟原虫寄生、繁殖，而且同没有发生 G6PD 突变的人群的红细胞相比，它们也会更快地被从血液循环中清除出去，由此便破坏了寄生虫的生命周期。这就解释了为什么易受疟疾侵袭的人群在进化时会选择蚕豆病。但是让人难以理解的是，为什么这些人群还要继续种植蚕豆？设想一下，如果你吃的午餐已然可以将你杀死，那么费尽心思避免成为蚊子的"早餐"还有什么意义呢？

答案很简单，那就是"丰余机制"（redundancy）。由于疟疾太过普遍和致命，易感人群不得不施以各种可能的防御手段，如此才能继续生存和繁衍。未患 G6PD 缺乏症的人群在食用蚕豆以后，会通过释放自由基和提高氧化剂的水平，使体内的红细胞成为不太适宜疟原虫寄生的地方。随着自由基的不断释放，一些红细胞便会趋于破裂。而当 G6PD 轻度缺乏或部分缺乏的人群食用了蚕豆，寄生虫就会有大麻烦了。

说到"部分缺乏"，还记得我们前面说过，导致蚕豆病的基因突变只存在于 X 染色体上，而女性有两条 X 染色体吗？这就意味着许多妇女（在基因突变广泛存在的人群中）具有部分正常的红细胞和部分 G6PD 缺乏的红细胞，这使她们不仅对疟疾有了额外的免疫作用，而且还不容易对蚕豆产生过度强烈的反应。考虑到孕妇很容易感染疟疾，所以对许多患有蚕豆病的妇女来说，能够继续食用蚕豆未尝不是一件好事。

很可能在人类社会出现之前，人类就已经使用草药进行治疗了。考古学家发现的证据表明，尼安德特人可能早在 60 000 年前就开始用植物治病疗伤了。古希腊人将罂粟的汁液（未成熟的罂粟果被切开后渗出的液体）作为止痛药，而我们今天所使用的吗啡（目前最强效的镇痛剂之一）就起源于古希腊。[25]

第一种真正有效的抗疟药来自金鸡纳树的树皮。苏格兰军队的外科医生乔治·克莱格霍恩（George Cleghorn）被认为是在 19 世纪早期发现金鸡纳树皮具有抗疟特性的先驱之一，但是直到一个世纪之后，法国的化学家才分离出了金鸡纳树皮中的有效成分——奎宁，并用它制成了药物奎宁水，用于抵抗疟疾。

相传因为奎宁水味道实在苦得难以下咽，所以当时被派往非洲、印度等热带地区作战的英国士兵发明了将奎宁水与杜松子酒混合之后一饮而尽的变通方法，以便降低其苦味。结果，这一新发明被带回英国本土之后成为一种经典的服用方法，英国高档鸡尾酒"金汤力"（Gin Tonic）便是以它为原型调制的。今天的奎宁水中依然含有奎宁，但是如果你要去疟疾肆虐的地方旅行，仍然需要找医生开具抗疟药处方。不幸的是，几乎所有类型的疟原虫都对奎宁产生了一定的抗药性，但还好，我们有蚕豆可以帮忙。

吃点蔬菜吧，虽然蔬菜中的毒素可能会要了你的命。

大自然母亲又一次向我们发出了矛盾的信号。真相被揭开以后，其中包含的关系真的是错综复杂，有的甚至让我们百思不得其解。许多植物毒素对我们其实是有益处的，发现它们的诀窍就在于了解它们是如何发挥作用的，我们身体的各部分功能是如何运转的，以及我们和它们如何才能和谐共处。

植物雌激素可能会导致不孕不育？听起来这似乎有失偏颇，因为有些植物雌激素，比如染料木黄酮（大豆中的植物雌激素），可能有助于阻止或减缓前列腺癌细胞的生长。一些研究人员认为，这一化合物还可以缓解更年期的症状，这或许也可以解释为什么亚洲妇女在更年期方面的问题要少得多。

辣椒中的辣椒素可以刺激内啡肽的释放，从而使人产生愉悦感，减轻压力感。与此同时，辣椒素还能提高机体的新陈代谢率——有些人认为可提升高达 25%。更重要的是，越来越多的证据表明辣椒素可能有助于减轻各种疼痛，包括由关节炎、带状疱疹和术后不适等引起的疼痛。

类似的例子比比皆是。芹菜中的补骨脂内酯可以引起皮肤损伤，但却是牛皮癣患者的"救星"；大蒜中的大蒜素可以防止血液中的血小板聚集到一起而形成血栓，这可能会成为预防心脏病有力武器；我们生活中常见的阿司匹林，最初是柳树树皮中的一种化学物质，能起到防治昆虫的作用，而今天，它几乎被视为一种"万能药"，无论是稀释血液，还是解热止痛，都离不开它；听说过紫杉酚吗？这种强效的抗癌药物是另外一种树皮的衍生物，不过不是柳树的树皮，而是太平洋紫杉的树皮。

现如今，世界上大约有 60% 甚至更多的人仍然直接将植物作为药物。或许我们应该时不时地到世界各地去转一转，去看看不同地区的人都在烹饪着什么美食，并且要多问问为什么，努力去发现其背后隐藏的故事。

第 5 章

微生物与人类

数千年来，一种名为麦地那龙线虫的寄生虫一直困扰着非洲和亚洲的居民，因为它会导致一种非常可怕的疾病。这种蠕虫的拉丁学名为 *Dracunculus medinensis*，有"小龙"的意思，其幼虫也被称为几内亚龙线虫。[1] 在偏远的热带地区的池塘和其他静态水域中，疯狂滋生的水蚤会将它们吞食掉。当人们饮用了这些不干净的水源里的水之后，他们的消化系统会将水蚤杀死，但是麦地那龙线虫的幼虫却毫发未伤。其中一些幼虫会从人类宿主的小肠迁移到体内其他地方，在那里慢慢长大，并和异性进行交配，交配以后的雄虫会死去。在被寄生大约一年以后，成熟的雌虫能长到 2~3 英尺（约 0.6~0.9 米）长，看起来就像一根长长的意大利面，其体内还充满了幼虫，此时的雌虫会想方设法地穿破宿主的皮肤。一旦靠近皮肤表层处，这些麦地那龙线虫的雌虫便开始分泌酸性物质，成功地为自己"烧"出一条通往人体外的"隧道"。此时患者的第一个症状就是皮肤表层出现水疱，水疱会让人感到剧烈胀痛。不久之后，随着水疱破裂，成熟的雌虫便开始从人体（通常为腿部）钻出。由于酸性物质的作用，患者常常会感觉到火烧一样的灼痛，为了减轻疼痛，他们通常会选择将下肢浸没到水中。一旦雌虫感知到了水的存在，它们就会迅速地从皮肤上露头，释放出一种充满成千上万条幼虫的乳状液体，如此它的第一个生命周期便完成了。随后，幼虫会被水蚤吞食，上述过程又会重新开始。

蠕虫有时可以通过手术清除，但是几千年来，唯一有效的治疗方法就是将蠕虫露出皮肤的一头缠绕在一根小棍子上，然后慢慢地、小心翼翼地将它拉出来。每次只能拔出一丁点儿，有时候蠕虫可以在几天之内被完全拉出，但这一过程通常需要数周或者数月的时间，令人苦不堪言。尽管如此，也不能操之过急，因为如果蠕虫被扯断了，感染者可能会经历更加痛苦和严重的反应，甚至会死亡。

麦地那龙线虫已经折磨人类几千年了。在古埃及的木乃伊中，研究人员也曾发现过它们的踪迹。它们甚至被认为是"火蛇"，在以色列人生活于沙漠中的 40 年间，逐渐将他们摧毁。

一些学者认为，阿斯克勒庇俄斯之杖＊最初是早期的医生用来展示他们通过将蠕虫缠绕在棍子上以帮助患者清除蠕虫的一种图案标志。

今天，由于我们已经完全了解了麦地那龙线虫的致病机制，所以"小龙"的火焰正在逐渐被扑灭。美国前总统吉米·卡特（Jimmy Carter）及其卡特中心曾通过 20 年的努力，将寄生虫繁殖方法的知识传播到世界的每一个角落，帮助人们认识到受害者应该避免在剧烈疼痛时碰触到水，以及潜在的受害者应该避免饮用可能已被感染的水。根据卡特中心的数据统计，世界范围内的麦地那龙线虫的污染人数已经从 1986 年的 350 万人下降到了 2005 年的 10 674 人。只要理解了麦地那龙线虫与人类之间的关系是如何演变的，我们就有机会保护人们免受它们的袭扰。

在参观"进化景观"的旅程中走了这么远，你或许已经对万物之间的关联性了然于胸。我们的基因组成一直在努力适应我们的生活环境和气候变化。我们吃的食物为了应对以它们为食的生物而进化，继而我们又为了应付它们的进化而相应地进化。我们已经看到，人类已经进化出抵御或者成功应对特定的

＊　阿斯克勒庇俄斯之杖（Rod of Asclepius），又称为蛇杖，蛇盘绕的权杖在西方文化中是象征医学的标志。阿斯克勒庇俄斯是古希腊神话中的医疗之神。——译者注

传染性疾病（如疟疾）的方式，但是我们尚未讨论这些传染性疾病是如何与我们一起进化的。上述问题的答案就是：它们绝不犯错，而这同样也是数百万年来人类能够不断进化的原因。总而言之，每一种生物，无论是细菌、原生动物、狮子、老虎、熊，还是你的"小弟弟"，都肩负着两个重要的使命：生存和繁殖。

现在，为了真正了解人类和生活在我们身边的数百万个微生物之间的关系，你必须先摒弃一些旧的观念，比如所有的细菌都是坏蛋，所有的微生物都是掠夺者，所有的病毒都是恶棍等。事实上，我们一直都与这些微生物共同进化，而且这种进化往往是互惠互利的。今天我们身体功能的运转方式与数百万年来人类与传染性病原体之间的相互作用是直接相关的。人类的一切，从我们的感官到我们的外表，再到我们血液中的化学成分，都是由对疾病的进化反应形成的。甚至，性吸引力也与疾病有关。看到某位性感的异性，为什么你会觉得他（她）身上的气味如此具有诱惑力？这通常表明你和他（她）有着不同的免疫系统，如果你们俩一起生育下一代，那么你们的孩子会拥有比你们更广泛的免疫力。[2]

不仅仅是我们需要通过进化来应对外部的生物，当然也有可能是它们通过进化来对付我们。你猜怎么着？当你读到此处时，虽然你可能没有发出过任何邀请，但是你正在扮演着一个大型微生物派对的男主人或者女主人的角色。事实上，如果你的身体是一个派对，而体内的细胞是客人的话，那么你会发现数目庞大的细胞在你的家中已经反客为主了。一个成年人体内"外来的"微生物细胞的数量是人体细胞总数的 10 倍之多。如果把它们聚集到一起，你会发现 1 000 多种不同类型的微生物，重量约为 3 磅（约 1.36 千克），数量在 10 万亿到 100 万亿之间。再拿遗传物质来说，所有寄居在你体内的微生物拥有的基因数量是你自己的基因组的 100 倍！[3]

这些微生物大多存在于消化系统中，它们在其中起着至关重要的作用。这些肠道细菌或者肠道菌群通过分解不能被人体直接吸收的食物来帮助我们创造能量；它们能够帮助训练我们的免疫系统，来识别和攻击有害的生物；它们能够刺激细胞的生长；它们甚至可以保护我们免受有害细菌的侵害。事实上，许多人在服用抗生素时遇到的消化问题直接与肠道中正常菌群的失调有关。使用广谱抗生素（broad-spectrum antibiotics，即抗菌范围广泛的抗生素，如氯霉素、四环素等）就好比是"地毯式轰炸"，它们无法分辨敌人、盟友和无辜的旁观者，会将"挡路者"全部杀死。这就是为什么许多医生建议，在服用抗生素的同时最好喝点酸奶，因为酸奶中的细菌是友好的益生菌，它们能够临时扮演肠道菌群的角色，对消化功能提供一定的帮助和保护，直到肠道菌群恢复至正常水平。

然而，并不是所有寄居在你体内的细菌都那么友好。此刻你的身体可能正在成为脑膜炎球菌、金黄色葡萄球菌和肺炎链球菌的保护伞，这些细菌分别可以导致脑膜炎、中毒性休克综合征和肺炎。幸运的是，你体内成千上万的微生物盟友也开始采取行动，以便将这些坏家伙牢牢控制住。

通过所谓的"屏障效应"（barrier effect），肠道菌群会占用支配消化道内的资源，来限制肠道内致病细菌的生长。有益菌则会同我们的身体一起严防死守，以确保有害的细菌无置锥之地。也正是出于类似的原因，一些医生会建议那些易受酵母菌感染的女性通过食用酸奶等食物或者服用补充剂来补充益生菌。就像它们在消化系统中所做的那样，益生菌会作为天然有益的细菌形成屏障效应，以抑制阴道酵母菌的生长。有些益生菌比较友好的原因之一与它们对金属元素的喜好有关。还记得我们在前面说过，地球上几乎所有的生命形式都需要依靠铁来生存吗？当然也会有例外，其中之一就是一种被称为乳酸菌的细菌，它是最常见的益生菌之一，主要依靠钴和锰而不是铁来生存，这就意味着它不会觊觎你体内的铁元素。

你的消化系统是一座名副其实的丛林，成百上千种细菌为了生存而相互竞争。它们中的大多数会和你站在同一战线上，但也有一些伺机而动，准备暗中作梗对付你。当某个生物体与其宿主之间存在一种互利的关系时，就像人类和肠道细菌的关系，我们将这种关系称为"共生关系"。当然在很多情况下，事实并非如此。麦地那龙线虫是一种纯粹的寄生虫，它寄生在人类宿主体内完全是为了自己的利益，不会给人类带来任何的好处，只会造成伤害。当受害者感觉到不适，本能地将蠕虫造成的溃疡处放入冷水中浸泡以缓解疼痛（这也帮助了蠕虫传播幼虫）时，被感染的宿主其实正在经历一种寄生虫的"宿主操控"行为——当寄生虫使得宿主做出有助于寄生虫生存和繁殖的行为时，这种现象便发生了。

通过研究自然界中一些最极端的宿主操控例子，我们可以更好地了解寄生虫是如何影响我们"自己的"行为的。所以，在继续探索人类、微生物以及相互进化的关系之前，让我们先回到真正的丛林中，去看一看现实世界中的《人体入侵者》*，确切地说是蜘蛛窃体者——黄蜂吧。

拉丁学名为 *Plesiometa argyra* 的蜘蛛是一种原产于中美洲

---

* 《人体入侵者》（*Invasion of the Body Snatchers*），1956 年上映的美国科幻电影，讲述了外星人复制小镇居民，逐渐控制全城的故事。——译者注

地区的圆蛛。圆蛛科是一个分布广泛的蜘蛛大科，在世界各地有超过 2 500 个不同的种类。"蛛"如其名，这些小家伙会绕着"靶心"织出一张大圆网。这种蜘蛛以及它们与一种名叫 *Hymenoepimecis argyraphaga* 的寄生黄蜂之间的特殊关系一直是科学家威廉·埃伯哈德（William Eberhard）潜心研究的课题。[4] 由于这些昆虫目前只有拉丁名，所以我们干脆叫它们蜘蛛"考德领主"和黄蜂"麦克白夫人"*吧。

"考德领主"在哥斯达黎加的丛林中自由自在、快乐地生活着，每天织着圆形的蜘蛛网，并将自己挂在网中心，等待着误闯入"家中"的猎物自投罗网，然后将其包裹起来以备日后慢慢享用。直到有一天，"麦克白夫人"不知从哪儿突然飞了过来，趁其不备蜇了"考德领主"一下，使后者麻痹。这时候，"麦克白夫人"乘虚而入，迅速在"考德领主"的腹部产下了一颗虫卵。大约 10~15 分钟后，"考德领主"苏醒过来，又开始继续织网、捕猎。可怜的"考德领主"完全不知道，从"麦克白夫人"第一次将毒针刺向它的那一刻开始，它的命运注定是一场悲剧。成年黄蜂存放在蜘蛛体内的卵很快孵化成为幼虫。幼虫（我们就称它为"小麦克白"吧）开始在蜘蛛的腹部打洞，慢慢

---

* "考德领主"（Thane of Cawdor）和"麦克白夫人"（Lady Macbeth）的典故出自莎士比亚的戏剧《麦克白》。麦克白夫人残忍、恶毒，教唆其丈夫走上谋杀和夺权的不归路。"考德领主"是麦克白根据女巫的预言获得的第二个尊位。——译者注

吸干它的血。在接下来的几天里，黄蜂幼虫一直依靠着蜘蛛生存，而蜘蛛一如既往地织着网，浑然不觉。

然后，当黄蜂的幼虫准备作茧，并开始完成其转化为成年黄蜂的最后一个阶段时，"小麦克白"便向"老考德领主"的体内注入一种化学物质，这彻底改变了蜘蛛的行为，成功地将它变成了幼虫的奴隶。此时的蜘蛛不再织圆形的网，而是在相同的几根网丝上来回移动，如此反复编织多次，最终织出一张可以保护黄蜂幼虫的茧的特殊之网来。之后在午夜时分（大自然母亲精心安排的好戏通常在这一时刻上演），蜘蛛坐在这个特别的网的中心位置，一动不动。接下来就是"小麦克白"的"独角戏"了。

黄蜂幼虫杀死了一动不动的蜘蛛，并把它彻底吸干。饱餐一顿之后，它将蜘蛛的空壳无情地丢弃在了丛林的地面上。第二天晚上，黄蜂幼虫做出一个茧来，把自己紧紧裹住，茧悬挂在由死去的蜘蛛编织的加固网中，幼虫进入了它生长期的最后阶段。大约一个半星期以后，一只成年黄蜂终于破茧而出了。

目前研究人员还未完全确定黄蜂幼虫是如何迫使蜘蛛改变其本能的织网行为的。需要明确的一点是，蜘蛛并非完全是另辟蹊径进行织网，它重复编织特殊"茧网"的步骤其实也是编织正常蛛网所必经的基础步骤的前两步；它只是一遍又一遍地重复着这两个基本的步骤，就像某首音乐曲目不断地循环播放一样。埃伯哈德博士认为："黄蜂幼虫可能是通过某种生化物质操控了蜘蛛的神经系统，导致蜘蛛只执行了织网子程序的一小部分（通常只编织圆形网状结构的一部分），与此同时压制了其他所有的程序。"[5]

此外，埃伯哈德博士的研究也明确地告诉我们，无论黄蜂幼虫注入蜘蛛体内的生化物质起着何种作用，这种作用起效很快，并且会持续一段时间。在实验室研究中，在蜘蛛开始织"茧网"，但是织网活动还未结束（也就是在黄蜂幼虫已经对蜘蛛实施了精神控制，但是还未杀死它）时，研究人员将寄生在蜘蛛体内的黄蜂幼虫取出来以后，我们可怜的蜘蛛朋友又继续织了几天的"茧网"，直到它"神志清醒"，恢复正常的织网程序。

自然界中宿主操控的例子数不胜数，其实这也没有什么可大惊小怪的，因为很多寄生虫繁殖过程的关键一步都离不开它。对于很多寄生虫来说，所有的努力都将归结为一点：如何从一个宿主的体内迁移到另一个宿主的体内。在我们回到寄生虫操控人类的话题之前，让我们先来看看另一种寄生虫，它正在为运输问题而苦恼不已。

枝双腔吸虫（*Dicrocoelium dentriticum*）是一种生活在牛羊

肝脏中的小蠕虫，它通常也被称为柳叶刀肝吸虫。[6] 设想一下，假如你和你的家人一起住在一只绵羊的身体里面，那么你一定不希望在绵羊死去的时候，你的子孙后代都跟着灭亡吧？所以，你就得想办法让你的孩子进入另一只绵羊的肚子里。而对于吸虫来说，当成年吸虫产下虫卵以后，这些虫卵会随着宿主的粪便被排出体外，此时的虫卵一直保持休眠的状态，直到蜗牛出现并吃掉粪便，在这个过程中虫卵也会被吃进去。一旦被吃掉，虫卵便开始在蜗牛的体内孵化，最终新生的吸虫会通过蜗牛的黏液被排泄出来。继而，蚂蚁又将黏液吃掉，成为吸虫新的宿主，开始了生命新的"征程"。然而，前面还有很长的路要走。想想看，待在蚂蚁体内的你需要进入一只绵羊的体内，该怎么做呢？

当蚂蚁携带的吸虫逐渐发育长大，其中一只吸虫会进入蚂蚁的大脑当中，对蚂蚁的神经系统进行操控。忽然之间，寄居了吸虫的蚂蚁的行为变得异常古怪。每天晚上，它都会悄悄地离开蚁穴，找到一根鲜嫩的青草，爬到草叶的顶端，吊挂着，完全是一副自杀的架势，只等着吃草的绵羊一口将它吞下。如果当天晚上没有被绵羊吃掉，它会在白天返回到蚁群当中，然后在夜幕降临的时候再寻找另一片草叶，继续它的"自杀行动"。终于，蚂蚁被绵羊连同青草一起吃掉了，吸虫得以进入新宿主的体内，它历经艰难险阻从新宿主的消化系统中"突围"出来，最终在其肝脏中寄生了下来。

金线虫（*Spinochordodes tellinii*）是法国南部的一种线虫，主要寄生在蝗虫的体内生长至成虫。这是另外一种可以让宿主产生自杀行为的蠕虫，它就像一个永远不会离开的房客一样，直至宿主杀死自己。一旦金线虫的幼虫生长至成年，它就会释放出一种特殊的蛋白质，不幸的法国蝗虫便会身不由己地找到最近的水池，纵身跳进去，就像停泊在马赛港的船只上面喝醉了酒的水手一样，完全忘记了自己不会游泳的事实。一旦进入水中，蝗虫便会慢慢地被淹死，金线虫则借机从奄奄一息的蝗虫体内钻了出来，然后四处游走寻找浪漫的爱情，繁殖下一代。[7]

在各种生物体中，擅长操控宿主的不只是昆虫和蠕虫，病毒和细菌更是深谙复杂的宿主操控程序的行家里手。狂犬病（rabies）病毒就是其中一个有趣的例子，它能够在多个层面上对宿主进行操控。狂犬病病毒寄居于宿主的唾液腺中，使宿主难以吞咽。由于宿主无法吞咽，便会口吐白沫，唾液中充满了狂犬病病毒。一旦宿主开始口吐白沫，病毒很可能已经感染了它的大脑，其中的化学物质使宿主变得越来越焦躁不安，越来越有种想攻击其他动物的冲动。当宿主终于无法忍受这种感觉时，就会撕咬其他动物。由于宿主唾液中充满了狂犬病病毒，所以它们的撕咬是有传染性的。愤怒的一咬加上具有传染性的唾液，新的宿主由此产生，同时也意味着该病毒可以继续存活和繁殖了。鉴于狂犬病发作时愤怒而有攻击性的行为，我们有了"foaming at the mouth"这一英语习语，用来表示"非常愤怒的"之意。此外，狼人的传说也极有可能源于古代人对狂犬病病毒发作时的观察，传说中狼人只需要咬上一口，就能将受害者变成一只像狼人一样疯狂咬人的野兽。[8]

被奴役的蜘蛛和自杀性的蝗虫是宿主操控中最极端的例子。科罗拉多州立大学生物学教授珍妮丝·穆尔（Janice Moore）曾研究宿主操控超过 25 年，她发现在某些情况下，由于变化太过剧烈，导致受感染的宿主基本上变成了另外一种生物：

> 与未被感染的同种动物相比，被寄生的动物由于变化太过频繁，以至于它们虽然外表看上去无异于同类，但是从功能上看却完全属于异类了。[9]

另一方面，许多生物体操控宿主的手法更加微妙，至少"看起来"是比较自然的。请注意，即使是在织网圆蛛和黄蜂幼虫的例子中，黄蜂幼虫也并没有完全控制蜘蛛。事实上，它是通过化学操控，使蜘蛛的行为更有利于黄蜂幼虫，而不是蜘蛛自身。但是，此时的蜘蛛还活着，而且意志尚存——毕竟，蜘蛛织网时的两个基础步骤仍然是属于它自己的，而不是黄蜂幼虫的。同样，当感染了麦地那龙线虫的患者把他们的手浸入冷水中以缓解疼痛时，麦地那龙线虫显然也没有控制他们的大脑——它只不过是通过进化刺激宿主改变了他们的行为方式，从而帮助自己生存和繁殖。

对我们人类来说，好消息就是我们可比蜘蛛要聪明得多。对于寄生虫是如何操控宿主的，特别是当宿主是人类的时候，我们了解得越多，就越容易控制它们的影响及结果。有的时候，对付那些具有威胁性的寄生虫，唯一有效的办法可能就是将它们彻底消灭以阻断其繁殖行为，比如像对付麦地那龙线虫那样。而有的时候，正如你很快就会看到的那样，我们也许将使寄生虫朝着一个相对良性的或者至少伤害较小的方向进化，毕竟，在进化记录中已有充分的证据可以证明这一点。你只需要想一想肠胃中的细菌是如何帮助消化你午饭时本不该吃的那一品脱哈根达斯冰激凌的，你大概就能理解了。

刚地弓形虫（*Toxoplasma gondii*）是一种几乎可以感染所有恒温动物的寄生虫，但是这种弓形虫的繁殖能力只能在猫的体内延续下去。刚地弓形虫通过在宿主体内复制自己进行无性繁殖，但是它只有在猫的体内才会经历有性繁殖，并产生新的卵囊或孢子细胞，从而可以继续寻找新的宿主。[10] 受感染的猫会通过粪便传播卵囊。卵囊具有双层囊壁，是一种生命力非常顽强的小生物，对酸、碱、消毒剂均有相当强的抵抗力，在极端恶劣的环境中能存活一年之久。当啮齿动物、鸟类或其他动物吞食了卵囊以后，它们就会被感染；动物也可能因为吞食了受感染的动物的肉而被感染。人类如果食用了未煮熟的肉类、未洗干净的蔬菜，或者处理了猫砂，也可能摄入卵囊。

一旦动物被感染，弓形虫细胞就会通过血液遍布全身，进入动物的肌肉和脑细胞中。听起来这种感染真是令人作呕——有谁希望寄生虫永远盘踞在自己的大脑之中呢？但是对于大多数人类来说，这种感染通常被认为是良性的，尽管可能只是在短期内如此。与此同时，弓形虫感染也是极其普遍的疾病，全世界有近一半的人口被弓形虫感染过，而且弓形虫感染肆虐之处有可能是你完全想不到的地方。根据美国疾病控制和预防中心（CDC）提供的数据，科学家认为，美国有超过 20% 的人口被感染；而在法国，其感染率接近 90%。一些流行病学家则认为，食用生肉与刚地弓形虫感染率之间存在一定的相关性，这或许也能从某种程度上解释为何法国弓形虫的感染率如此之高，毕竟，"tartare"（生切牛肉）是一个法语词汇。

然而，这些理论都无法解释弓形虫是如何回到猫的体内的，也正因为如此，故事才变得越来越有意思。刚地弓形虫可谓熟练的宿主操控小能手，尤其是在操控老鼠方面。当老鼠吃了被感染的猫的粪便时，寄生虫便会以其惯用的伎俩进入老鼠的肌肉和脑细胞中。一旦进入老鼠的大脑，寄生虫就会对老鼠的行为产生深远的影响，其作用机制我们尚未完全弄清楚。首先，老鼠会变得肥胖而又无精打采。然后，它就会失去对其天敌——猫——的天然恐惧。事实上，一些研究已经表明，受感染的老鼠非但没有逃离有猫尿标记的地方，反而会被它的气味吸引。你知道专门用来形容这种被猫的气味吸引、行动缓慢的胖老鼠的科学术语是什么吗？

猫食（cat food）。

而这也正是刚地弓形虫的求生之道。

我们刚才提到过，一般认为刚地弓形虫在人体中所起的作用主要是良性的，在大多数情况下确实如此，当然也会有例外。首先，对于免疫系统严重受损的人群，如艾滋病病毒感染者来说，受感染之后会有患严重并发症的风险，相比免疫系统功能完全正常的人群来说，这种风险是无法控制的。这些并发症包括失明、心脏和肝脏功能受损以及大脑发炎（即脑炎，可导致死亡）等。其次，孕妇也是需要特别留意的群体，风险大小要视孕妇的实际情况而定：如果一名孕妇在妊娠期间感染了弓形虫，那么其胎儿发生感染的概率高达 40%，并且可能也会引起类似的严重并发症；而如果孕妇在妊娠之前就已经感染了弓形虫，那么这种风险是不存在的，也就是说，如果孕妇在妊娠之前的某个时候感染了弓形虫，其胎儿也只会面临初发感染的风险。出于这些原因，孕妇和免疫系统受损的人群都应该避免食用生肉，同时尽量由他人来清空垃圾箱（避免接触猫的粪便等）。

越来越多的证据表明，在某些人群中，既往弓形虫感染（弓形虫病）可能会引发精神分裂症。著名的精神病学家和精神分裂症研究者 E. 富勒·托里（E. Fuller Torrey）在 2003 年发表了许多这方面的理论。在精神分裂症患者中，弓形虫感染的发病率较高，这一点似乎很明显，尽管我们尚不清楚二者之间到底谁是谁的致病原因。弓形虫可能是精神分裂症的一种诱因，但是也有可能是精神分裂症患者的行为举止，如不良的卫生习惯等，使他们更容易接触弓形虫，从而使感染风险增加。这确实是一个值得认真研究的领域。就在 10 多年前，科学家还驳回了感染可能导致溃疡的观点，而今天这已经成为一个不争的事实了。〔当然，为了证明这种相关性，巴里·马歇尔（Barry Marshall）医生不得不亲自吞下细菌，然后用自己身上的溃疡让"专家"相信确有此事。还好，正义依然存在：因为这一发现，马歇尔医生和他的同事 J. 罗宾·沃伦（J. Robin Warren）于 2005 年获得了诺贝尔生理学或医学奖。]

　　最近的实验研究也支持了弓形虫可能会引发精神分裂症的观点，实验中患有弓形虫病的小鼠在被给予抗精神病药物进行治疗以后，会改变它们的行为。约翰·霍普金斯大学的研究人员目前正在测试是否可以使用抗弓形虫病的抗生素来帮助治疗精神分裂症患者。如果托里博士的推断是正确的，弓形虫感染确实可以引发精神分裂症的话，那么我们就需要以一种全新的视角来看待"疯狂猫女士"*了。

　　考虑到弓形虫可以对啮齿动物的大脑化学反应产生重大的影响，科学家寻找证据去证明寄生虫同样会影响人类也就不足为奇了，而且确实有证据表明，与未感染者相比，弓形虫感染者的行为会表现出一些细微的差异。同样，究竟是弓形虫感染引起了行为的改变，还是具有这些行为倾向的人更容易接触弓形虫，我们依然不得而知——不管怎样，这真的是个饶有趣味的问题。

　　布拉格·查尔斯大学的一位专职研究人员雅罗斯拉夫·弗莱格（Jaroslav Flegr）教授发现，感染了弓形虫的女性会花费更

---

*　疯狂猫女士（crazy cat lady），在西方文化中常指和许多宠物猫住在一起的中老年独身女性。——译者注

多的钱来买衣服，通常她们也被认为比未被感染的女性更具有吸引力。弗莱格教授这样总结他的研究发现：

> 我们发现她们（被感染的女性）更随和，更热心，有更多的朋友，而且也更注重自己的外表。然而，她们也会变得不那么值得信任，并且容易与更多的男性发生关系。[11]

弗莱格教授还发现，对于感染了弓形虫的男性而言，情况却截然相反。他们会变得不爱打扮、不修边幅，变得不合群，也更喜欢打架斗殴。与此同时，他们也更容易猜疑和嫉妒，并且不太愿意遵守规则。

如果事实证明，弓形虫确实会以上述任何一种方式影响人类的行为，那么这很可能是寄生虫对啮齿动物进行进化操控的偶然影响。这也是弓形虫在人类中可能产生的影响似乎比在啮齿动物中产生的影响要微妙得多的部分原因——操控的目的是让啮齿动物被猫吃掉，因为猫的身体才是弓形虫最主要的生命周期发生的地方。感染人类和其他动物对于弓形虫来说可谓"飞来之福"。弓形虫体内为了影响啮齿动物行为方式而进化的化学物质，有可能也会对我们人类的大脑产生影响。但是，无论它们会产生何种影响，从进化的角度来看，这都不能算是宿主操控行为，因为寄生虫并不能从中获得任何好处，除非你听说过一种会专门吃穿着考究的女人的猫。

大多数人认为打喷嚏是一种症状，但这只是故事的一半。当机体的自我防御系统觉察到有外来入侵者正试图通过我们的鼻腔进入体内时，就会通过打喷嚏将它们驱逐出去，此时打喷嚏属于正常的现象。[12] 但是当我们感冒时，打喷嚏又是为何呢？很显然，我们没有办法驱除已经存在于上呼吸道中的感冒病毒，所以，感冒时打喷嚏就要另当别论了——感冒病毒已经学会通过触发喷嚏反射，将病毒传染给我们的家人、同事和朋友，这样它们就可以找到新的住处了。

是的，打喷嚏的确是一种症状，但如果是感冒引起的打喷嚏，那它们就是"有目的"的症状，只不过这种目的并不是我们的本意。对于许多我们认为是传染性疾病症状的反应来说，情况也是如此，它们实际上是宿主操控的产物，因为无论细菌或病毒通过何种方式感染了我们，都会使我们无意识地帮助它们成功跳跃到下一个宿主体内。

许多有孩子的人都知道，蛲虫（pinworm）感染是北美儿童中最为常见的感染性疾病之一。美国疾病控制和预防中心认为，无论从任何特定的时间点进行统计，美国儿童中都大约有

50%可能存在蛲虫感染。成年蛲虫不超过半英寸（不足 2 厘米）长，外形恰似一条白线。蛲虫主要寄居在人体的大肠中，以肠腔中的食物残渣为食，在那里它们逐渐长至成虫并最终交配。当宿主在夜间睡眠时，肛门括约肌会松弛，怀孕的雌虫便会从大肠中爬至肛门外（和其他很多寄生虫一样），把它们微小的卵子产在受感染的孩子肛门周围的皮肤上。同时，它们产下的过敏原会引起严重的瘙痒。除了瘙痒，蛲虫通常不会对宿主造成任何其他的伤害，但是它们肯定会希望你的孩子使劲抓挠瘙痒部位。[13]

当感染了蛲虫的孩子用手挠他（或她）的屁股时，虫卵便会趁机钻入他（或她）的指甲盖中。如果这个孩子每天早上不认真洗手，包括不清洗指甲盖下面，那么就很容易让这些虫卵四处扩散传播。蛲虫虫卵是黏性很强的小东西，它们很容易通过孩子的手指扩散到孩子接触过的所有东西上面，包括门把手、家具、玩具，甚至是食物。当其他孩子碰触到已沾染虫卵的玩具、桌椅等物品时，他们也会沾染上虫卵。最终，孩子们在把手指放入嘴里的同时，一些虫卵也跟着进入了口腔中，然后虫卵在小肠中孵化，再逐渐迁移至大肠，新的生命周期便再次开始。与一般情况不同的是，蛲虫只能寄生在人体中，而不能通过任何其他动物来传播（虽然当人在抚摸宠物时，很容易将藏匿于指甲盖中的虫卵附着到宠物的皮毛上）。蛲虫的生存需要在人类宿主之间进行迁移，而且它们已经进化出了一种简单有效的宿主操控方法，来帮助它们完成迁移之旅，那就是——抓挠和传播。

其他疾病导致的症状则以更加被动的方式操控我们，而无论是哪种方式，其目的都是为了给病原体的传播和繁殖提供便利。霍乱（cholera）是一种可以引起严重腹泻的水传播疾病。在严重的情况下，持续性的腹泻会导致脱水和死亡。但是就像蛲虫引起的瘙痒和感冒病毒引起的打喷嚏一样，霍乱引起的腹泻也不单单是一种临床症状，而是病原体传播的一种渠道。正是通过这种渠道，霍乱病菌才得以进入水源中，并且能够不断地找到新的宿主。

疟疾也有操控人类宿主的独特方式，它会让我们变得无能力（incapacitating）。感染了疟疾的患者会经历可怕的全身发冷和发热的周期性循环，并伴有虚弱和疲乏的症状。想象一下，当你卧病在床，虚弱得连胳膊都抬不起来时，此时的你无疑是蚊子的绝佳目标。当蚊子叮咬了感染了疟疾的人类，便会染上大量的疟原虫，然后这些携带疟原虫的蚊子飞到别处，就会继续感染别的宿主。[14]

虽然我们对微生物如何操控人类宿主的研究才刚刚起步，

但是目前已经有了一些令人惊讶的发现，这些发现有助于我们深入了解各种疾病的病因并找到潜在的治疗方法。我们在前面已经讨论过，如果弓形虫从猫的身上传播到了猫主人的身上，有时可能会引发精神分裂症。最近，又有研究表明（虽然饱受争议），儿童的强迫症和链球菌（streptococcal）感染之间可能也存在着某种联系。

链球菌家族是引发一系列人类疾病的罪魁祸首，链球菌性喉炎（strep throat）、猩红热（scarlet fever）、细菌性肺炎（bacterial pneumonia）和风湿热（rheumatic fever）等疾病都同它们脱不了干系。许多类型的链球菌都表现出一种被称为"分子模拟"（molecular mimicry）的现象，它们伪装出人类细胞的特征，以达到欺骗免疫系统，免于被监视、被攻击的目的。链球菌模拟的细胞包括心脏细胞、关节细胞，甚至还包括大脑细胞。通常情况下，当你的体内存在细菌感染时，你的免疫系统会产生抗体来攻击入侵者。但是，当入侵者通过分子模仿部分伪装，它们可能会引起自身免疫性障碍。此时，免疫系统虽然可以识别出细菌入侵者造成的威胁，但是它产生的抗体会敌我不分地攻击所有类似于细菌的细胞，包括人体自身的细胞。这就是为什么有些患风湿热的孩子最终会有心脏方面的问题——抗体会攻击心脏瓣膜，因为感染的细菌在某些方面与它相似。

美国国家心理卫生研究所的研究员苏珊·史薇多博士（Dr. Susan Swedo）认为，某些链球菌感染可以引发自身免疫性障碍，导致抗体攻击基底神经节，而基底神经节正好是大脑中具有运动调节功能的区域。研究人员把这种情况称为 PANDAS（俗称"熊猫病"），即"伴有链球菌感染的小儿自身免疫性神经精神障碍"。根据 PANDAS 患儿父母的描述，患儿通常会在一夜之间发生令人心碎的转变：感染后不久，患儿会突然出现重复性的抽搐、不受控制的触摸行为，以及严重的焦虑。[15]

目前尚不清楚这一现象是否也是细菌操控宿主的方式，判断的依据主要是宿主行为的改变是否有助于细菌的传播。当然，从理论上讲，我们不难想象，PANDAS 患儿不受控制地、反复地触摸玩具、家具和其他孩子，是如何帮助病毒进行传播的，但还存在一种可能性，那就是强迫症与链球菌感染之间的关系不是细菌操控宿主行为本身的结果，而是细菌欺骗免疫系统过程中的副产物。

但是有一点是很明确的：我们正处于了解传染性病原体是如何通过五花八门的手段来影响我们行为的初级阶段。一项全新的研究正试图证明性传播疾病确实可以影响性行为，当然我并不是说这种影响会把一个快乐的已婚男人变成一个贪得无厌的骗子。事实上，这不一定是病毒（或真菌、细菌）的真正用意。

从宿主的角度来看，过多的性滥交可能会使宿主患上其他危害性更大的疾病，宿主体内的寄生病原体会被困在这个宿主的体内，无法四处传播。从性传播寄生病原体的角度来看，它们可能希望你发生较为频繁的性行为，但绝对不希望是太频繁的性滥交。

影响人类性行为的疾病也是学者关注的课题，一些研究人员正在研究生殖器疱疹（genital herpes）是否会通过影响人类性交时的感受而影响其行为。加州大学欧文分校解剖学和神经生物学系的两位研究人员，卡罗琳·G.哈塔斯奇（Carolyn G. Hatalski）和 W.伊恩·利普金（W. Ian Lipkin）曾经推测，疱疹病毒可能会提升性快感，因为它把那些性感觉神经都交织在了一起。他们这样写道：

> 这真是一个有意思的推测：神经节感染可以调节性器官的感觉输入，从而既增加了性活动的频率，又提升了病毒传播的可能性。[16]

换句话说，有时候疱疹病毒可能盼着你多多发生性行为。

当寄生虫或者疾病为了它们的一己私利而影响了我们的行

为时，宿主操控便发生了。当然，这并不是疾病影响人类行为的唯一途径——个体、文化和社会标准的发展有数千种方式可以帮助我们避免或者控制疾病。人类的有些行为是本能的，比如看到某些东西或者闻到某种气味时会产生厌恶感，这就促使我们远离动物的粪便或者变质的食物，因为这些东西里面通常都含有大量传染性的物质。另外一些则是后天习得的以及在社会压力下所形成的行为——打喷嚏时捂住鼻子和嘴巴就是一个很好的例子，饭前洗手也是如此。所有这些对疾病的反应都被称为"行为表型"（behavioral phenotypes），它是一种从某个生物体身上可观察到的行为，这种行为是生物体为了自身的利益而试图主动操控自身的基因组成与其环境之间的相互作用而产生的。

一些进化心理学家（在进化的背景下研究人类行为的科学家，致力于探索特定的行为方式是否有其进化优势）甚至提出，人类对陌生人本能的恐惧可能也源于避免疾病的需要。这一理论的根源在于人类的两大基本生物学需求——生存和繁殖，它们会促使我们对自己的孩子和其他至亲的健康、安全给予核心的社会关怀。这种关怀就意味着，在某些情况下，进化可能会迫使我们做出选择，我们宁愿牺牲自己的生命，也要确保我们的孩子，甚至其他至亲能够继续生存下去。而且根据这一理论，通过牺牲自己，你能拯救的亲戚越多，你就越有可能奋不顾身地采取行动。从进化的角度来看，让基因的单个携带者（也就是你）死亡，以便让你的至亲和整个大家庭的更大规模的基因库存活下来，是理所当然的。

那么当你感染了致命的而且具有传染性的疾病时，会发生什么呢？一些研究人员认为，患病的灵长类动物会被自己的族群抛弃，其自身可能也负有部分责任，远离族群的个体实际上是为了保护族群中的亲属免受感染才选择了四处游荡。这种现象在崖燕和面象虫的研究中也有记载，这两个物种的成员在感染了寄生虫以后，似乎都会选择远离它们的亲属。

也有证据显示，有些物种已经进化出了相应的机制，以避免接触族群内感染了危险寄生虫的同胞。位于弗吉尼亚州诺福克的奥多明尼昂大学的研究人员对眼斑龙虾（通常是群居动物，一般共同生活在公共的洞穴中）进行了研究。研究人员发现，当原本健康的龙虾被致命的致病性病毒感染时，洞穴中的同伴就会有意避开它——未被感染的龙虾一旦发现异样，就会马上离开洞穴。真正令人惊奇的是，在患病的龙虾出现任何症状之前，未被感染的龙虾就已经匆忙离开了。龙虾的这种行为很可能与一些化学传感器和触发器有关系。[17]

假如上述理论成立的话，那么问题就来了：如果某些传染病驱使某个生物体离开了其所在的群体，以保护它们的亲属免受感染，那么当其他群体看到一个未知的个体在山上游荡时，会做何反应呢？在人类文化中存在一种近乎普遍的本能反应，那就是对外来者的恐惧心理，它有一个正式的名称叫作"惧外恐惧症"（xenophobia）。惧外恐惧症的根源可能是某种根深蒂固的本能，即保护自己的群体免受包括传染病在内的外部威胁，确保他们能够健康生活、繁衍生息。[18] 当然，如果真是这样的话，对其根源的了解将给予我们另一个强有力的武器来战胜本能，即便这种本能可能已经过时。

　　"'超级病菌'四处蔓延，全城上下人心惶惶"
　　"新生致命感染令专家大惑不解"
　　"细菌疯狂进化，不畏抗生素"[19]

　　看到这些头条新闻的标题时，你可能会被吓到，但这是事实，绝不是危言耸听。我们一直都在努力进化以求幸免于疾病，而所有的病原体也在和我们一起不断进化着。前面你已经看到寄生虫是如何在夹缝中求生存的了：它们在不同宿主的体内不断穿梭，从绵羊的体内迁移到蜗牛的体内，再寄生到蚂蚁的体内，只是为了找到一只新的绵羊宿主。就这些小生物体而言，由于它们繁殖得太过迅速和频繁，有时在几天之内生命周期就可以循环多代，因此相对于我们而言，它们有一个巨大的进化优势——它们的进化速度比我们要快得多。以金黄色葡萄球菌（医生通常称它们为金葡菌）为例，这种很常见的病原菌现在可能就寄居在你的皮肤上或者你的鼻腔中。金葡菌可以引起脓疱，甚至还会导致致命的感染，如脑膜炎和中毒性休克综合征。与此同时，金葡菌也是耐药菌感染的背后元凶。金葡菌感染曾是临床医学上的一大难题，令医生困惑不已，许多专业的球队以及大学的运动队都深受其害，许多媒体都在新闻中报道过可怕的相关病例。

1928 年，当亚历山大·弗莱明（Alexander Fleming）意外发现青霉素时，它确实可以抑制培养皿中金黄色葡萄球菌的生长。14 年后，当青霉素首次被用于治疗人类的传染性疾病时，几乎没有任何关于耐青霉素金黄色葡萄球菌的报道。但是仅仅在 8 年之后，也就是 1950 年，就有报道指出，在所有的金黄色葡萄球菌感染中有 40% 是耐青霉素的。到了 1960 年，这个数字已经上升到了 80%。于是，临床治疗转向了与青霉素抗菌方式相类似的甲氧西林（methicillin），它于 1959 年被应用于临床。但是好景不长，两年后，首例抗甲氧西林金黄色葡萄球菌（MRSA）病例就被报道了出来。此时，抗甲氧西林金黄色葡萄球菌已经牢牢盘踞在了医院，临床治疗不得不转向另外一种新的抗生素——万古霉素（vancomycin）。然而，1996 年日本就报道了首例抗万古霉素金黄色葡萄球菌（VRSA）病例。[20]

所有这一切听起来都令人恐惧，就好像我们正在进行军备竞赛，而对方拥有显著的技术优势。还好，这不是全部的故事：它们以快取胜，而我们以聪明见长。我们可以思考进化是如何运作的，并试着利用进化来获得我们的优势，而它们却根本不会思考。请记住，生存和繁殖是驱动细菌的两大生物学需求，同时也是其他任何生物的需求。假如我们让某种特定类型的细菌在健康的人类体内比在患病的人类体内更容易生存下来，这难道不会对伤害我们的行为造成进化压力吗？

这正是保罗·埃瓦尔德（Paul Ewald）所思索的。

保罗·埃瓦尔德是进化生物学的先驱之一，尤其对传染性疾病的演变过程以及病原体如何对性状做出选择以伤害宿主等方面做过深入研究。病原体伤害宿主的程度被称为“毒力”（virulence，也译作致病力）。感染人类的不同病原体的毒力千差万别，有的几乎无害（如蛲虫），有的令人不快但几乎没有危险性（如普通感冒病毒），有的则具有迅速而可怕的致命性（如埃博拉病毒）。那么，为什么有的微生物会进化出巨大的毒力，有的微生物却喜欢不断寻找新的宿主？埃瓦尔德认为，毒力的大小主要取决于某一特定的病原体是如何在宿主之间进行传播的。

如果你能记住所有的传染性病原体都有一个相同的目标——通过感染新的宿主来进行生存和繁殖，那么这一切就都说得通了。让我们来看一下微生物在宿主之间进行传播的三种基本途径：

（1）宿主之间距离较近时，通过空气或身体接触进行传播，以这种方式传播的疾病包括普通感冒和性传播疾病（STDs）等；

（2）以其他的生物，如蚊子、苍蝇或跳蚤为中间媒介进行传播，这类疾病包括疟疾、非洲昏睡病、斑疹伤寒等；

（3）通过受污染的食物或水进行传播，通过这种方式传播的疾病包括霍乱、伤寒和甲型肝炎等。

现在，让我们从毒力的角度来思考一下以上不同的传播途径各自意味着什么。埃瓦尔德认为，通过第一种途径传播的疾病面临着"对抗"毒力的进化压力。这些微生物依附于它们的宿主，宿主需要带着它们四处走动，才能将它们"引荐"给新的宿主。这就意味着它们需要的宿主是相对健康的，至少身体是可以移动的。这就是为什么当你感冒的时候，尽管一直感觉难受，但却依然能起床上班。感冒病毒就是要确保你可以乘坐地铁去上班，一路喷嚏不断、咳嗽不止。埃瓦尔德认为，这种感冒病毒在进化上取得了巨大的成功，它的毒力进化得恰到好处，既保证我们活动自如，又确保它可以存活下来。事实上，他也认为感冒病毒可能永远不会进化到置我们于死地或者使我们严重瘫痪的地步。

另一方面，当某种传染性病原体不需要它的宿主四处走动时，事情就会变得有些棘手了。正如我们前面所提到的，疟疾可以使我们虚弱无力、瘫卧在床——它们不需要我们来帮助它们寻找新的宿主；相反，它们希望我们不堪一击，任由其吸血小伙伴蚊子叮咬。事实上，疟原虫将其宿主推向死亡的边缘有着进化上的"优势"。我们血液中的疟原虫越多，蚊子吸食的疟原虫可能也就越多；蚊子吸食的疟原虫越多，当它们叮咬别人时就越容易引起感染。

霍乱同样也是如此，它不需要依靠我们四处走动来寻找新的宿主，所以霍乱的致病菌没有理由选择对抗毒力。它们很容易通过未加保护的水源，比如洗过脏衣服或床单的河流、池塘和湖泊，以及生活污水进行传播。同样，霍乱在向毒力进化方面具有优势——由于致病菌无情地繁殖，感染者会不停地腹泻，可能会排泄出多达 10 亿个病原体，从而使一些致病菌找到新宿主的可能性大大增加。

总而言之，如果传染性病原体拥有盟友（比如蚊子）或者良好的运载系统（比如未加保护的水源），那么它们与其宿主的和平共处就会变得无关紧要了。在这种情况下，进化可能更青睐于那些最能充分攫取宿主资源的病原体，从而使它们可以快速大量地繁殖——而对于宿主来说，这无疑将是一场巨大的灾难。

但是，对于人类来说这不一定就是坏事。埃瓦尔德认为，我们可以利用对病原体的这种认识，来影响病原体的进化，从而使其丧失毒力。其基本理论大概是这样：阻断不需要人类参与的传播方式，然后所有的进化压力就都会突然朝着保证人类宿主能够行动自如的方向发展。

我们就以霍乱爆发作为例子来阐释一下这一理论的可行性。根据埃瓦尔德的理论，特定人群中所暴发的霍乱的毒力应该直接与该人群饮用水源的质量和安全性有关。如果污水很容易就流入了人们日常洗涤或饮水所用的河流中，那么霍乱病原体就会朝着毒力增强的方向进化，因为它可以充分地利用宿主，并依靠便利的水源进行传播，从而可以自由地繁殖。但是，如果水源得到了很好的保护，霍乱病原体就应该朝着毒力减弱的方向进化，因为在不断移动的宿主体内待的时间越长，其传播的机会也就越大。

1991 年，秘鲁爆发了一系列霍乱疫情，疫情在之后的几年里逐渐蔓延到了南美洲其他国家和中美洲地区，这为埃瓦尔德的理论提供了令人信服的证据。各国的供水系统有着天壤之别，有的较为先进，有的则极为落后。毋庸置疑，当细菌侵入水源保护不利的国家，如厄瓜多尔时，病毒在传播时毒力就会逐渐增强。但是在像智利这样供水安全的国家，细菌的毒力就会逐渐减弱，死亡人数也会少得多。

这一理论有着非凡的意义，它启发我们——与其用不断升级的抗生素与越来越强大、越来越危险的细菌展开军备竞赛，不如思考一下如何与它们和睦共处。想想这个理论在像霍乱这样的水传播疾病中的应用吧。如果我们清洁了水源，被感染的人数肯定就会减少，因为饮用被污染的水的人变少了。如果埃瓦尔德的理论是正确的，那么用于保护水源，继而控制疾病传播渠道的每一分钱以及所做的任何努力，都将促使疾病本身向危害相对较小的方向进化。正如埃瓦尔德所说的：

> 我们应该主动控制病原体的进化方向，袒护那些毒力相对较弱的菌株，从而将那些病原体驯化，使它们回归到以前毒力较弱的状态。由于病原体的毒力大大减弱了，大

多数人即便是被感染了，也可能毫无察觉，就好像是打了一剂免费的活疫苗一样。[21]

如果每一个疟疾患者都躲在蚊帐里面或者留在室内，可能也会推动疟疾的病原体——恶性疟原虫朝着类似的方向进化。如果蚊子无法接触到长期卧床的疟疾患者，那么疟原虫就不得不面临着进化的压力，并最终使得感染者能够保持移动的状态，从而增加它们传播的机会。

当然，埃瓦尔德也知道他的理论并不总是适用的，因为有些寄生生物能够在宿主体外存活很长的时间，这就使情况变得复杂起来。如果某种病原体可以在宿主体外等待多年，直到潜在的宿主自投罗网沾染上它，那么这种病原体对传播压力的依赖性就不是很大。炭疽（anthrax）病菌便是其中之一。在某些情况下，这种致命的病菌可以在宿主体外存活 10 年以上。在这种情况下，我们很难通过减少炭疽病原菌的传播途径来影响它的毒力，因为从进化的角度来看，它在宿主体外强大的生存能力使它对传播的需求变得没有那么迫切和强烈了。

现在我们已经知道了，人类完全可以影响细菌的进化过程，所有那些耐药金黄色葡萄球菌菌株的进化便是确凿的证据。但是埃瓦尔德的理论同时也认为，相比人类，细菌的进化使它们占据了上风；即便如此，我们也绝不能坐以待毙：

> 我们不需要卷入某种形式的军备竞赛中。当我们使用某种抗生素武器来对付病原体时，病原体也进化为一种防御武器来对抗这种抗生素，然后我们就不得不转向另外一种抗生素，于是长此以往便形成了恶性循环。相反，如果我们能够对病原体的进化过程有清醒的认识，那么我们就能通过改变外部环境，自由把控病原体的进化方向，使它们进化到我们所希望的那个终点。如此，既与它们的利益相符合，也与我们的利益相一致。

通过了解传染性疾病的病原体是如何在我们之间、我们身边和我们身体内部进化的，以及了解我们和它们彼此进化过程中相互影响的关系，我们将对这些疾病影响我们的方式获得全新的认识，从而知道如何更好地控制它们以造福人类。如今，我们已经开始从中获益了：这些全新的认识让我们有机会中断像麦地那龙线虫这样可怕的疾病的传播渠道，而且也为改变人类疾病的进程提供了强有力的方法和手段，尤其是那些在人类历史中出现有关它们的记录以前就袭扰着人类的疾病，比如霍乱和疟疾等。

一言以蔽之，一切有生命的东西都有两项重要的任务要去完成：生存和繁殖。麦地那龙线虫是这样，疟原虫也是这样，霍乱弧菌同样是这样。而我们呢？当然也是如此。要说其中的差别，那就是我们相对于它们，有一个巨大的优势——

我们对这一切都了如指掌。

第 6 章

人类基因库探秘

　　18 世纪末，当爱德华·詹纳（Edward Jenner）有了重大的医学发现时，他还只是英国格洛斯特郡的一名乡村医生。当时他注意到了一个奇怪的现象：牛奶厂中患有牛痘（cowpox）的挤奶女工，似乎对天花（smallpox）具有明显的抵抗力。牛痘是发生在牛身上的一种传染病，人如果和牛长时间接触也会患病，但是牛痘对人类没有危险性，只会造成非常轻微的感染，而天花是会引起致命感染的烈性传染病。这一现象使詹纳产生了一个奇妙的想法：是否可以通过人为复制这个过程来达到同样的效果呢？他从一位感染牛痘的挤奶女工身上刮取了牛痘疱疹脓浆，然后故意感染了几个十几岁的男孩。果然，他的直觉是正确的，牛痘感染确实可以保护人们免受天花的侵害。此后，爱德华·詹纳当然也不再是一名普通的乡村医生，因为他的手上掌握着人类历史上第一种可以预防天花的牛痘疫苗。英文单词"vaccine"

（疫苗）实际上就来源于"牛"的拉丁文"vacca"以及"牛痘"的拉丁文"vaccinia"。[1]

今天，我们对疫苗接种技术有了更多的了解。疫苗实际上是相对无害的病毒（无害是因为它经过了人工减毒、灭活或碎片化处理，或者像牛痘一样，是一种我们的身体能够识别得出，但是又不足以引起严重疾病的病毒）。将这种无害的病毒引入人体以后，就能刺激我们的免疫系统产生专门针对该病毒的特异性抗体。这样有朝一日，当我们接触到真正有害的病毒时，我们身体的免疫系统就会依循其原有的记忆，立即制造出更多的特异性抗体来保护自己。以牛痘为例，它只会导致人类产生非常轻微的感染，但是由于它的结构与天花极为相似，所以我们的免疫系统针对牛痘产生的抗体对天花同样奏效。因此，如果没有合适的预制抗体，病毒攻击者可能会在我们的免疫系统产生抗体、做出反击之前，就已经使我们染病了。

现在真正有趣的是，我们周围潜在的微生物袭击者多如牛毛，而我们的身体却能随时产生特异性抗体来对抗每一种微生物。在很长的一段时间里，科学家都无法理解其中的工作原理，因为人类似乎没有足够的活性基因来指导所有这些抗体的合成。

当然，那时候科学家还不知道基因是可以发生改变的。

　　每一个人的生命起点和最简单的细菌一样，都是一个小小的细胞。这个细胞或者说受精卵是另外两个细胞结合的产物，其中一个是来自父亲的精细胞，另外一个来自母亲的卵细胞，正是它们的结合创造了新的生命。数百万年的进化压力、反应、适应和选择都汇集到了这第一个细胞之中，它包含着合成人类生长发育所需蛋白质的每一个遗传指令。所有这些指令都存在于大约 30 亿对核苷酸中，这些核苷酸对被称为"DNA 碱基对"，据此估计人类基因组包含的蛋白编码基因应该不超过 30 000 个。这些基因被组织在了 23 对（46 条）染色体中。[2]

　　23 对染色体中有一套来自母亲，另一套来自父亲。除了性染色体以外，其余的 22 对染色体都是配对的，也就是说，每一条染色体都携带着同样的指令，但是它们在指导你的身体执行这些指令方面有很大的不同。举个例子，特定的染色体上包含着你的手指上是否生长毛发的指令，来自父亲的染色体编码的指令可能是生长毛发，来自母亲的染色体则可能编码不生长毛发的指令。在这种情况下，你的手指上将生长毛发，因为手指上生长毛发是显性性状，而不生长毛发是隐性性状。这就意味着手指上有毛发生长基因的一个拷贝就足以确保你表现出这种遗传性状。而如果不希望自己的手指上长出毛发来，那么你需要两个手指无毛发生长基因的拷贝，一个来自你的母亲，另一个来自你的父亲。

通常情况下，我们身体中的每一个细胞都含有相同的DNA——两套完整的染色体中包含着所有的基因，这些基因蕴含着每一种蛋白质和每一种细胞的信息。但是，我们身体的细胞中还存在着一个非常重要的例外，那就是生殖细胞，这些细胞结合在一起才使我们产生了后代。精子和卵子分别只含有23条染色体，当它们结合在一起形成受精卵时，由此产生的细胞就会具有完整的46条染色体。但是，从你成为爸爸眼中的闪光点，一颗单细胞的受精卵慢慢地在妈妈的子宫内着床的那一刻起，每一个细胞都在描绘着你的完整蓝图。你的趾甲中有构建大脑细胞的编码，大脑细胞中也有趾甲的编码。手指甲也是如此，血细胞同样如此，还有你身体里其他的一切细胞几乎都是如此。

更加有趣的是，我们体内只有不到3%的DNA含有构建细胞的指令，而绝大多数，也就是其余的97%，都不具备活性来指导形成任何物质。试想一下，如果你把体内所有细胞的DNA首尾相连摞起来，就够得着篮球巨星沙奎尔·奥尼尔（Shaquille O'Neal）的头顶了，但是其中参与编码来帮助构建身体的活性DNA总高度甚至都不及他的脚踝。

科学家最初把这些额外的遗传物质称为"垃圾DNA"（Junk

DNA）。[3] 他们认为如果这些"垃圾 DNA"不为任何细胞的产物编码，那么它们在本质上无异于寄生虫——"游手好闲"的它们在基因库中闲混了数百万年，没有做出过任何贡献。换句话说，科学家原本以为这些 DNA 对我们毫无用处，认为它们只是在我们的体内搭了个便车，既不会伤害我们，也不会帮助我们，只是为了它们自己能够生存下去。

一系列新的研究已经开始证明，之前"所谓的'垃圾 DNA'是垃圾"的假设是错误的。事实证明，我们基因组中的这部分遗传信息在进化过程中可能起着至关重要的作用。由于这部分遗传物质的重要性已经被重新评估，科学界对它们的看法也日渐改变，它们因此也慢慢获得了尊重；这些遗传物质的标准术语甚至也随之升级——从"垃圾 DNA"变成了"非编码 DNA"（noncoding DNA），这就意味着它们不直接参与蛋白质的合成。

或许最令人惊奇的应该是这些非编码 DNA 的来处。还记得我们不止一次提到过的那个充满喜悦的未来世界吗？在那里，细菌、病毒和人类快乐、健康、和平地生活在一起。我现在要告诉你，这一切可能已经开始发生了。

几乎每一个人类的细胞中都含有一个微型的马达，被称为"线粒体"（mitochondria），它就好比一台专用的发电机，能够源源不断地产生能量来驱动细胞行使职能。如今，大多数科学家都认为，线粒体曾经是一种独立的寄生细菌，它们在进化的过程中与我们的某些原始哺乳动物前辈形成了一种互利共生的关系。这些可能的"前任细菌"不仅生活在我们体内几乎所有的细胞中，它们甚至还拥有属于自己的可遗传的 DNA，即"线粒体 DNA"或"mtDNA"。[4]

"前任细菌"并不是唯一一种与我们紧密结合的微生物。目前研究人员认为，我们的 DNA 中有多达三分之一来自病毒。换句话说，人类的进化不单单是机体不断"适应"病毒和细菌的结果，而且还可能是与它们"有机结合"的产物。

直到最近，科学界才开始达成共识，认为遗传改变是偶然突变的产物，这种偶然突变是由随机且十分罕见的错误引起的。接下来，我们就来看看这些突变是如何发生的。当细胞开始形成时，DNA 会从"父母"的细胞复制到"子女"的细胞中。这个拷贝的过程通常是精确无误的，但是在复制构成 DNA 的长串信息的过程中难免会出现错误。为了保护机体免受这些错误的影响，校正系统会对这一转录过程进行补充。校正系统中的"校对员"真是一丝不苟，几乎任何错误都逃不过它们的"法眼"，如果它们任职于出版公司，一定会逼得那里的文字编辑失业回家！它们的错误率低得出奇，每 10 亿个拷贝中只有一个出错的核苷酸。但是不管是多么微小的错误，一旦出现，这个 DNA 序列的新组合都将是一个突变。

当机体暴露于辐射或强化学物质（如香烟烟雾和其他致癌物中的物质）时，也会发生突变。当这种情况发生时，DNA 也会重新排列。[5] 在基因工程使我们能够在分子水平上改变食品的遗传特性以前，植物育种者为了培育出更高效的作物（比如更耐寒或更高产的作物），通常会用射线枪（大概是效仿电影《星际迷航》吧）照射种子，并且乐观地以为可以得偿所愿。然而大多数时候，被照射后的种子甚至都不能发芽，不过每隔一段时间，这种"简单粗暴"的基因操作方式也会产生有益的遗传性状。

甚至太阳也能够引起突变——不光是炙烤你的皮肤，还有可能引起皮肤癌，而且在全球范围内都可能会发生。每 11 年，太阳黑子活动就会到达高峰期，增加的太阳辐射会从太阳中爆炸。虽然大部分能量都可以被地球巨大的磁场偏转，但是仍有一些能量会"泄漏"到地球上，引起一片混乱。

1989 年 3 月，在太阳活动的高峰期，黑子活动所引发的强磁暴使美国东北部和加拿大部分地区的电网受到了严重的冲击，致使供电中断，600 多万居民的生活受到了影响。由于太阳喷涌出的能量太过巨大，人造卫星都被撞出了轨道；美国加利福尼亚州许多电控车库的门开始自行开启和关闭；南至古巴地区的数百万人都被迫暴露于犹如北极光一样的强光之下。

太阳黑子活动高峰所造成的破坏还远不止于此。这些太阳黑子活动的高峰与流感大流行之间还存在着奇怪的相关性。20世纪时，9次太阳黑子活动高峰中有6次都与大规模的流感暴发同时发生。事实上，1918—1919年爆发的20世纪最严重的一次流感，也是紧随着1917年的太阳黑子活动高峰发生的，这次流感造成了数百万人死亡。当然，这也可能只是巧合。

这种相关性也可能确实存在。流感的暴发和大流行被认为是由病毒的DNA发生突变时引起的"抗原漂移"（antigenic drift），或是病毒从相关毒株中获得新的基因时引起的"抗原转换"（antigenic shift）导致的。当病毒发生明显的抗原漂移或转换时，我们的身体就不能识别出这种病毒，并且也没有抗体可以对抗它，于是事情就会变得很糟糕。这就像是一个在逃的罪犯乔装打扮一番之后，使用了一个全新的身份，这样他的追捕者就认不出他来了。那么，抗原漂移是由什么引起的呢？是突变。辐射可以引起突变，而太阳每11年发生的活动所带来的辐射量要远远多于平时的正常量。

当某个特定的生物体在生殖过程中发生突变时，进化可能就会开始。在大多数情况下，这种突变要么产生有害的影响，要么根本没有任何影响。在极少的情况下，基因的随机突变会给它的携带者带来优势，使其有更好的生存、茁壮成长和繁殖的机会。在这种情况下，自然选择便开始发挥作用，基因突变世代相传，遍及整个种群，于是进化便开始了。对物种有利的适应机制最终会在整个物种中扩散开来，就像流感病毒的毒株获得了新的特性，从而可以大流行一样。虽然汇集了集体的智慧，但是生物体只是在偶然的情况下才会发生有益的突变。（当然，一个物种的优势可能是另一个物种的劣势——使对人类有害的细菌对抗生素产生耐药性的适应机制，对细菌而言是优势，但是对我们而言却并非如此。）

按照这种思维方式，每一种生物，无论大小，其基因组都缺乏在基因水平上有意识地对环境变化做出反应的能力，这些环境变化威胁着它们生存和繁殖的能力。要想发生有益的突变，生物体不得不依靠运气。当普通的链球菌进化出了耐抗生素的特性时，它靠的就是运气。当人类发生进化以应对迅速到来的新仙女木期时，他们靠的也是运气。要弄清楚的一点是，科学家曾经认为自然选择会受到环境因素的影响，但是突变却从来都不会受到这种影响；突变是一种意外，但是只有当这种意外发挥的是有益作用的时候，自然选择才会发生。

这个理论的问题在于，它没有从进化的视角来考虑进化本身。想想看，还有什么比让基因组对环境变化做出反应并将这种有益的适应机制传递给子孙后代更为有用的突变呢？当然，进化会青睐于那些能够帮助生物体找到有利于其生存的适应机制的突变，否则，就好比是说生命中唯一不用经受进化压力的部分就是进化本身。

随着为人类基因组绘制图谱工作的开展和结束，"唯一随机变化"理论看起来更加苍白无力了。遗传学家起初认为，每一个基因都有其目的——无论是决定眼睛颜色的基因，决定"美人尖"（额头的 V 形发尖）的基因，还是决定附着耳垂的基因。当基因出现差错时，我们就会患上囊性纤维化、血色素沉积症或者蚕豆病。这一理论还认为，人类基因组含有 100 000 个以上的蛋白编码基因。但是今天，通过对人类基因组图谱的分析，我们得知人类基因组只含有大约 25 000 个蛋白编码基因。

突然之间，这一切都明了了，基因并非只执行单一的任务。如果每个基因只有一项任务的话，那么几乎就没有足够的基因来生产人类生命所必需的所有蛋白质了。相反，单个的基因能够通过复杂的复制、剪切和组合指令等过程产生许许多多不同的蛋白质。事实上，就如同一个永不停歇的赌场发牌员一样，基因也可以不断地洗牌和重组，以产生大量不同的蛋白质。有

一种果蝇的基因能产生近 4 万种不同的蛋白质！ [6]

　　每次洗牌都不局限于单个的基因——基因"发牌员"可以从其他"牌桌"上借用"纸牌"，将基因的部分信息与其他基因组合在一起。在基因组层面上，这可以说是最复杂的环节，也正是这一环节使得基因塑造了千姿百态的人类。我们或许和许多其他生物体拥有部分相同的基因，但是真正关键的是我们如何操控这些基因。当然，"我们的基因组可以改变"这一理念可能会使"基因"的概念突然变得模糊了，我们会不由得发问：基因究竟是什么呢？然而，从效率的角度出发，基因力求"资源丰富化"并且最大限度地利用现有的基因无疑是很有道理的。这与 20 世纪 80 年代著名的日本 Kaizen（持续改善）管理体系相似。根据这一管理体系，许多工作决策都是在工厂车间里进行的，然后传达给管理层——对生产线进行小幅改造比重新设计整条生产线要高效得多。[7]

　　除此之外，基因系统中还内置了各种"冗余"。在将某些生物体中与特定功能相关的特定基因分离出来并将它们去除时，科学家发现了这一现象。使用"基因敲除"（gene knockout）实验将有问题的基因移除时，竟然不会对生物体产生任何影响，这让科学家震惊不已。这是因为其他基因实质上已经加紧填补了被敲除的"同事"的空缺。[8]

科学家不再把基因想象成一组离散的指令,而是开始把它们看作一个错综复杂的信息网络,网络中有一个总的调控机构能够对变化做出反应。这个总的调控机构就好比是一个建筑工地的工头,当他手下的某个工人因故未能出现在施工现场时,它也能够指挥某个手脚特别麻利的焊工来收拾这个烂摊子;基因组系统也可以立即对基因敲除做出反应,使整个机体的工作迅速恢复如初。与工头不同的是,基因系统中不仅仅是一个特定的基因在发号施令,整个的基因系统是相互关联的,并且自动地相互覆盖。

这些发现令我们更加难以想象,进化是如何依赖于单个基因随机而又微小的变化,寻找到五花八门的适应机制,从而使地球上的每一种生物都能生存下去的。如果去除整个基因都不会对生物体产生任何影响,那么如此微小的变化如何能为新物种的进化提供唯一的机会,或者如何能够成为现有物种成功生存下去的适应机制呢? [9]

它们或许并不具备这种能力。

让-巴蒂斯特·拉马克(Jean-Baptiste Lamarck)是法国的思想家和博物学家。他在 1809 年发表了《动物学哲学》(*Zoological*

Philosophy)*一书，系统阐述了他的进化和遗传观点，即通常所称的"拉马克学说"。在进化论发展的历史长河中，拉马克常被诟病为一个有点愚蠢的科学家，其学说遭到了众多学者的批判，认为他提出了一系列错误的进化理论，并且最终在一场关于进化论的"知识大战"中"输"给了查尔斯·达尔文（Charles Darwin）。[10]

人们普遍认为，拉马克是"获得性遗传理论"的主要倡导者。这个理论的核心观点是，父（母）在其有生之年获得的性状可以遗传给他（她）的后代。例如，拉马克认为长颈鹿的祖先原本是短颈的，其长颈是每一代长颈鹿经常不断伸长脖子以吃到高树枝上的叶子的结果；铁匠的儿子生来就会有两条强壮的手臂，因为他的父亲在无数次锤击铁砧的过程中已经锻炼出了健硕的肌肉。达尔文最终证明拉马克学说的这些荒诞传言是完全错误的，尤其否定了父亲或母亲在其有生之年获得的性状可以遗传给其后代的观点。

事实上，这些传闻中只有极少的部分是真实可信的。与其说拉马克是一位科学家，不如说他是一位哲学家。而他的这本书也更像是一本面向一般读者、对当前进化论进行描述的科普

---

* 《动物学哲学》，书名法文原文为 *Philosophie zoologique*，也译作《动物哲学》。——译者注

读物，而不是一部经过科学分析的学术专著。拉马克确实推广了"获得性遗传"的概念，但是他也宣扬了进化的概念，然而他自己并没有提出其中任何一个理论，而且他也从来没有自诩任何理论的创始人。当时，获得性遗传理论其实是被大众广泛接受的，包括达尔文。达尔文甚至在他的《物种起源》（*Origin of the Species*）一书中赞扬拉马克帮助推广进化论。

但是不幸的是，当教科书中提及获得性遗传理论时，可怜的让-巴蒂斯特·拉马克成为这个他从未创立过的理论的牺牲品。不知何时，历史上的一位科普作家（其名字已不可考）从某处获悉，拉马克对获得性遗传理论负有责任，于是一代又一代的科普作家都继承了这个观点，并将其传承了下去。换句话说，有人把这一理论归咎于拉马克，很多人也跟着人云亦云，于是以讹传讹直到今天。时至今日，教科书上还在讲述试图证实拉马克学说的愚蠢研究人员通过切断一代又一代老鼠的尾巴，以期最终可以得到一代生来就没有尾巴的老鼠，结果只是徒劳。

有趣的是，获得性遗传理论应该为拉马克被大众漠视负责吗？虽然这一理论并非完全正确，但是也绝非一无是处。

拉马克只不过是复述了那个时代被广泛接受的理论，却遭到了严厉的批判，接下来我们要介绍的这位女性，则是曾经因为她自己的理论而被广泛地否定和排斥，她就是芭芭拉·麦克林托克（Barbara McClintock）。芭芭拉·麦克林托克可谓遗传学上的艾米莉·狄金森（Emily Dickinson）——一位才华横溢、颇具影响力、极富独创性的思想家，但是她一生中大部分的时间几乎完全被同辈人忽视了。麦克林托克于 1927 年获得了博士学位，那年她 25 岁。然而在接下来的 50 年里，她追求着自己对科学研究的独特想法，却未曾获得过认可，也不曾得到过鼓励。

麦克林托克主要从事玉米遗传学的研究，研究内容包括玉米的 DNA、突变以及进化。正如我们在前面所提到的，20 世纪时几乎所有的遗传学家都认为基因突变是随机的、罕见的，而且突变范围相对较小。但是在 20 世纪 50 年代，麦克林托克提出的证据表明，在某些情况下，基因组的某些部分积极触发了更大的变化。这种变化并不是一条染色体上的某个基因发生了微小的变化，并成功通过校正系统而引发的微小的突变，而是在遗传水平上发生的巨大变化。麦克林托克发现，特别是当植物受到压力时，整个 DNA 序列可以从一个地方移动到另一个地方，甚至可以将它们自己插入活性基因中。当玉米 DNA 中的这些基因发生剪切，并将自己从一个地方粘贴到另一个地方时，它们实际上已经通过改变 DNA 序列影响了附近的基因：它们如同开关一样，有时将基因开启，有时将基因关闭。更为重要的是，麦克林托克还发现，这些四处跳动的基因的行为并不是完全随机的，似乎存在着某种机制可以调控它们的行为。首先，它们会经常移动到基因组中某些特定的位置。其次，这些活性突变似乎是由威胁玉米生存的外部环境的变化触发的，如极端的高温或干旱。简而言之，玉米植株的突变似乎是一种有意的行为，既不随机，也不罕见。

今天，麦克林托克发现的这些基因中的"游牧民族"被称为"跳跃基因"（jumping genes），它们彻底改变了我们对突变和进化的理解。然而，她的这一理论在获得科学界的广泛认同之前，经历了相当漫长的一段时间。新理论、新思想在诞生之时往往伴随着不解和质疑，麦克林托克也没能躲过此劫。1951年，在著名的美国纽约长岛冷泉港实验室工作的麦克林托克首次提出了自己的想法，结果，她非但没有得到鲜花和掌声，反而由于与传统的遗传学观念背道而驰，陷入了孤立无援的境地。人们开始用惊讶、怀疑甚至是嘲讽等异样的眼光来看待她，朋友和同事也渐渐同她疏远，这位曾经在美国遗传学界享有盛誉的女科学家几乎变成了孤家寡人，经受了她一生中最漫长的苦闷和孤寂。

在之后的 30 年中，随着分子生物学和分子遗传学的进一步发展，其他人才开始慢慢认识到麦克林托克研究成果的重大价值和意义。科学家在玉米以外的其他物种如细菌、真菌乃至其他高等动植物的基因组中，也发现了与麦克林托克"跳跃基因"相同或相似的现象。至此，人们对突变的理解开始转变。

1983 年，81 岁高龄的芭芭拉·麦克林托克获得了诺贝尔奖，终于在有生之年看到了科学界对她的认可。这位不屈不挠的女科学家在她的获奖感言中对当前理论的发展过程进行了回顾，同时对未来进行了展望：

> 毋庸置疑，科学界今后将持续关注基因组的研究，更加重视其作为细胞中的一个高度敏感的器官所具有的重要意义：它能监测基因组的活动，纠正常见的错误，感知不同寻常以及突发的事件，并且通过重组基因组来做出回应。[11]

麦克林托克发现的"跳跃基因"使我们认识到突变并不是随机的、罕见的，它们有可能比理论研究所显示的更为强大。反过来，这也暗示了进化本身可能比我们以前所想象的发生得更快、更突然。突变不再是"DNA 歌曲集"中某一"歌曲段落"中的一个小小的"单词拼写错误"，整个"旋律线"甚至都可以插入整个基因组中。基因组犹如一名优秀的嘻哈说唱歌手，能够将"旧曲片段插入新曲"之中，从而"即兴创作"出不同但类似的段落。而且，一个顽强的、网络化的基因组——一个新兴概念中能够灵活自如地应对诸如活性基因被敲除等问题的基因组，通常可以从这种"即兴创作"中幸存下来，甚至有时也能从中获益。

科学家才刚刚开始了解"跳跃基因"［也称转座子（transposons）］是如何操作的。有时候它们会进行复制和粘贴——在保留原有位置的基础上，先复制一份拷贝，然后将新拷贝插到基因组的其他位置中。其他时候，它们会进行剪切和粘贴——直接将自己从原来的位置上剪切下来，插入新的位置上。有时，新的遗传物质会安然无恙地保留在新位置上，而有时可能会被校正系统清除或以其他方式抑制。

在某些情况下，这些转座的遗传因子一旦插入，就会留在一个活性的基因中，并且会对遗传性状产生极大的影响。最近的一项研究表明，在适当的条件下，"跳跃基因"能够造成巨大的差异。"跳跃基因"可以将某种果蝇变成"半超级英雄"果蝇，研究人员贴切地将这种果蝇取名为"玛土撒拉"*，它们具有抵抗饥饿和抵御高温的能力，同时预期寿命也比普通果蝇长 35%。[12]

为什么这些转座子要进行跳跃呢？这是科学家现在需要搞清楚的关键问题。麦克林托克认为，当细胞现有的基因结构无

---

* 　玛土撒拉（Methuselah）是《圣经》中的人物，据传享年 969 岁。——译者注

法处理来自内部或者外部环境的压力时，跳跃便是基因组对此做出的反应。从本质上来讲，是生存的挑战引得生物体掷出了突变的色子，它们希望由此带来的变化能够有所助益。麦克林托克认为，她所研究的玉米植物就是如此：过多的热量或者太少的水分都会迫使玉米为了寻找到一种能够帮助它们生存的突变而孤注一掷。当这种情况发生时，校正机制会受到抑制，突变就会乘机出现。随后，自然选择开始发挥作用，能够适应环境变化的突变最终胜出并在子孙后代中遗传下去，而适应不良的突变会被毫不留情地淘汰。于是乎，进化便应运而生了！

麦克林托克不仅发现"跳跃基因"通常会在面临压力的时候出现，而且她还指出，它们跳跃到某些特定位置的概率要远大于其余的位置。她认为，这是有意发生的行为——如果跳跃是随机的，那么它们跳跃到基因组中所有位置的频度应该是相近的。她认为，在这一过程中基因组将它的"跳跃者"指向了基因组中某些特定的位置，在这些位置上突变最有可能产生有益的效果。换言之，色子总是掷向能够为玉米带来好处的一面，尽管这种好处只是微乎其微。

这些"跳跃基因"深深吸引着科学家，其着迷程度从他们给这些基因取的名字中就能看得出来：吉卜赛人、流浪者、漂流者、极速赛车、水手等。[13] 这些基因并不存在于任何特定的物种之中，对于它们各式各样复杂的功能，我们仍在不断学习和探索中。当大多数的基因被赋予像"*ApoE4*"这样性感的名字时，很显然，许多科学家都是这些"跳跃基因"的"粉丝"，并且为它们能够教给我们的东西而喜出望外。华盛顿大学的研究人员甚至还给某个基因取名为"乔丹"，以彰显其惊人的跳跃能力可与篮球明星迈克尔·乔丹（Michael Jordan）相匹敌。

今天，科学家在麦克林托克开辟的道路上继续探索着，认同基因组并非严格按照计划行事，而突变以及进化也并非只会由罕见的随机错误引发的观点。正如得克萨斯大学的格雷戈里·迪米简博士（Dr. Gregory Dimijian）所写的那样：

> 长期以来，基因组一直被认为是生命的档案蓝图，是一份相对固定的记录。移动的遗传元素（比如麦克林托克的"跳跃基因"）正在用一种短暂迅速的环境变化、持续不断的重塑逐渐取代这种观点。[14]

换言之，基因组就如同一位房主，喜欢不断移动变换房子里的家具摆设。

20 世纪 80 年代和 90 年代的一系列研究为人类认识基因组冒险进行突变的能力提供了更多的见解。第一份与之相关的记录可以追溯到哈佛大学研究员约翰·凯恩斯（John Cairns）于1987 年在《自然》杂志上发表的一篇极具煽动性的报告。在这份报告中，凯恩斯重新提到了让拉马克蒙受不白之冤的获得性遗传理论。凯恩斯对大肠埃希氏菌（*Eschericia coli*），也就是为人类宿主和其他宿主所熟知的大肠杆菌进行了研究（虽然由于个别坏菌株有时会出现在错误的地方害人性命，以致大肠杆菌无辜背上了恶名，但是大肠杆菌对人类的利远大于弊。我们在前文中也提到过，大肠杆菌勤勤恳恳、任劳任怨，是我们消化系统中的一种必不可少的细菌）。

　　大肠杆菌是人体消化的主力军，它们可以有许多不同种类的变体，不同的大肠杆菌对"口味"也会有不同的偏好，比如其中有一种大肠杆菌就不能自然消化牛奶中的乳糖。对于这些细菌来说，没有什么威胁或者进化压力会比"饥饿"更巨大、更严重的了。基于大肠杆菌的这种特性，在培养乳糖消化存在缺陷的大肠杆菌的实验中，凯恩斯剥夺了这些刻意回避牛奶的大肠杆菌接触其他任何食物的机会，而将乳糖作为其唯一的营养源。结果，这些大肠杆菌通过突变使自己克服"乳糖不耐症"的速度远远超出了预期。正如麦克林托克通过研究玉米作物得出的结论一样，凯恩斯的研究结果也显示，这些细菌的基因转座似乎只针对其基因组中特定的区域，而这些区域发生的突变最有可能对它们有利。最终凯恩斯得出的结论是，大肠杆菌首先会对突变进行"选择"，然后再将它们获得的乳糖消化能力传递给连续世代的细菌。在一篇近乎"进化异端邪说"的声明中，他写道，大肠杆菌"可以对它们应该产生的突变进行选择"，并且可能"具有一种获得性遗传的机制"。他直言不讳地提出了获得性遗传的可能性。没错，他基本上就是直接使用了这些字眼。这就好比是在棒球比赛第七场季后赛的第九局中，当波士顿红袜队以一分优势领先时，你站在扬基体育场上大喊："红袜队必胜！"

从那以后，研究人员为了证明、反驳或者仅仅为了解释凯恩斯的研究成果，纷纷投入了到培养皿实验中。在凯恩斯的报告发表一年之后，罗切斯特大学的科学家巴里·霍尔（Barry Hall）通过研究认为，细菌快速适应乳糖营养环境的能力是由突变率大幅增加引起的。霍尔将这种突变称为"超变"（hypermutation），它有点类似于人体内类固醇的突变。[15] 据他介绍，"超变"帮助细菌产生其生存所必需的突变的速度要比一般的突变快大约 1 亿倍。

1997 年，其他相关研究进一步提升了"超变"理论的可信度。当这种大肠杆菌缺乏正常的"饮食"而被乳糖包围时，其突变率会明显增加。这些研究报告指出，整个细菌基因组上的突变率都在上升——包括整个基因组中不同区域所发生的多种不同的突变，不仅仅是凯恩斯所观察到的大肠杆菌中那些为了克服"乳糖不耐症"而发生的突变。虽然这些研究人员报告的突变范围要大于凯恩斯所记录的范围，但是突变率的总体增加也表明，当常规的基因编程欠佳时，基因组有能力依照需求安排突变的发生。法国国家健康和医学研究院的研究人员伊万·马泰（Ivan Matic）及其所带领的研究团队，对来自世界各地的数百种细菌进行了研究，他们发现，当处于压力之下时，这些细菌的突变也会随之进入"超光速推进状态"。尽管相关的证据越来越多，但是"超变"是否真实存在尚无定论。

"疯狂的玉米"也好，以 NBA 篮球运动员命名的基因也好，乳糖不耐受的细菌也好，你可能会纳闷儿：这些和人类又有什么关系呢？在我们进入人类的基因库一探究竟之前，让我们先来回顾一下一些相关的遗传规则，从一个公认的遗传原理——"魏斯曼屏障"（Weismann barrier）开始。奥古斯特·魏斯曼（August Weismann）是 19 世纪的生物学家，他提出了"种质理论"（germ plasma theory），将人体的细胞分成了生殖细胞和体细胞两大类。生殖细胞是可以将所包含的信息传递给下一代的细胞，卵子和精子是最终的生殖细胞。我们体内的其他细胞则属于体细胞，包括红细胞、白细胞、皮肤细胞、毛细胞等。

"魏斯曼屏障"位于生殖细胞和体细胞之间。该理论认为，体细胞中的信息永远都不会传递给生殖细胞。因此，在屏障一侧的体细胞上发生的突变，比如说红细胞突变，不能移动到屏障另一侧的生殖细胞上，因而永远也不会传递给你的下一代。但是，这并不意味着生殖细胞系中的突变不会影响后代的体细胞。请记住，构建和维护身体所需的所有指令都起源于父母的生殖细胞系。因此，发生在生殖细胞系中的突变，比如改变决定头发颜色的指令，将影响到下一代的遗传特征。

"魏斯曼屏障"已经成为遗传学研究中的一个重要的组织原则，但是一些研究也表明，这个"屏障"并不像我们以前认为的那样难以逾越。某些逆转录病毒或者病毒也许能够穿透"魏斯曼屏障"，并将 DNA 从体细胞携带到生殖细胞中，我们稍后将对此展开更详细的讨论。如果事实果真如此，那么"获得性遗传"的观点将被赋予理论上的可行性。

与此同时，这也将意味着，因被张冠李戴了这一观点（以及其他很多的观点）而名誉扫地的拉马克，当真蒙受了不白之冤。

从进化的角度来看，我们最熟悉的应该是生殖细胞系突变，这种突变会导致卵子或精子中出现一个不同的基因，从而在后代中产生一种新的遗传性状。正如你所知道的，当新的性状提高了后代的生存能力或者繁殖能力时，随着携带这一新性状的第一代后代将其继续遗传给他的下一代，这一性状将更有可能在整个种群中传播开来。与之相反，当新的性状抑制了后代的生存或繁殖时，由于携带这一性状的人们最终存活的可能性较小，因而这一性状最终也会消失。然而，突变往往发生在生殖细胞系之外，癌症便是最常见的，也是最可怕的例子之一。从本质上来讲，癌症是基因突变引起的失控的细胞生长，这种突变原本应该控制癌细胞的生长。有些癌症是遗传性的，或者说至少是部分遗传性的，例如 *BRCA1* 或 *BRCA2* 基因突变将显著增加罹患乳腺癌的风险，并且这些致病的突变可以从一代遗传给另一代。[16] 而引发其他癌症的突变可能是由外部因素触发引起的，比如吸烟或者暴露于辐射等。

事实上，大多数突变，特别是体细胞突变，比如由吸烟引起的肺细胞突变，想要发挥作用并不是一件容易的事情。这一点具有重要的生物学意义。生物有机体，特别是人类，都是相当复杂的。但是根据定义，突变并不一定就是坏事，它只是意味着一种不同而已。事实证明，这可能也是"跳跃基因"能够通过两个重要的途径对人类发挥有益作用的关键所在。

"跳跃基因"在大脑发育的早期阶段是非常活跃的，它们会将遗传物质近乎"杂乱无章"地插入脑细胞基因中各个不同的位置，这已经成为大脑发育过程中的一个正常环节。每当其中的一个"跳跃者"在脑细胞中插入或者改变遗传物质时，从技术上来讲，这就是一种突变。而所有这些基因的跳跃可能都有一个非常重要的目的，那就是帮助创造多样性和个性，从而使每个大脑都独一无二。这种基因复制和粘贴的"发展热潮"只发生在大脑中，因为只有大脑才是我们从个性中获益的地方。但是，正如发现这一现象的主要研究发起者弗雷德·盖奇（Fred Gage）教授所说："你肯定不会希望在你的心脏中也添加同样的个性元素。"[17]

　　大脑中的神经网络并不是唯一欢迎多样性的复杂系统，我们的免疫系统也是如此。事实上，我们的免疫系统"雇用"了历史上最多元化的"劳动力"，如果没有这样多变化的免疫系统，我们就无法作为一个物种存活如此之久。为了对抗威胁我们健康的大量潜在的微生物入侵者，人体的免疫系统使用了100多万种不同的抗体——针对特定入侵者的特异性的蛋白质。到目前为止，产生如此之多不同类型特异性蛋白质的机制尚不得而知，特别是当我们没有足够的基因来解释它的时候（别忘了，我们只有大约25 000个活跃的编码基因，而我们正在讨论的可是100万多种不同的抗体的可能性）。但是，约翰·霍普金斯大学的科学家开展的一项新研究将免疫系统的抗体生成机制与"跳跃基因"的行为联系在了一起。

B 细胞是抗体的基本组成部分。当机体需要产生某种特异性抗体时，B 细胞就会在它们的 DNA 信息库中搜寻生产该抗体的指令，通常单个抗体的指令线是与其他抗体的指令混合在一起的。B 细胞"剪断"了其他抗体的指令线，并将其余的部分重新"缝合"在了一起。这基本上相当于重写了它们自己的遗传密码，并在这个过程中生产出了一种专门的产品。这一过程被称为"V（D）J 重组"，得名于基因在这个"搜寻-剪切-重接"把戏中被使用的区域。

这个过程有点类似于某些"跳跃基因"所使用的"剪切和粘贴"机制。但是它们之间有一个关键的区别：当重新连接其余的部分时，V（D）J 重组会留下一个小圈，而不是完全整齐的连接。科学家以前从来没有在"跳跃基因"中见到过这样的"环圈效应"，直到约翰·霍普金斯大学的研究小组在研究一种普通的苍蝇时发现，其体内的一种被命名为"赫耳墨斯"的"跳跃基因"表现得就像 V（D）J 一样。参与这项研究的科学家南希·克雷格（Nancy Craig）这样认为：

　　　　同之前研究过的任何一种"跳跃基因"相比，赫耳墨斯的行为都更像是免疫系统识别上百万种不同蛋白质的过程……这一研究结果提供了第一份真实的证据，来证明（抗体）多样性背后的遗传过程可能是从某个"跳跃基因"的活动进化而来的，而这个"跳跃基因"很可能是"赫耳墨斯"的近亲。[18]

一旦你的身体产生了针对特定入侵者的抗体，你就会一直拥有这些抗体；如果入侵者再次出现的话，这些抗体通常会帮助你顽强抵抗。有时候，它们甚至还能使你对未来的感染免疫，就像大多数人在患麻疹之后自动免疫一样。虽然我们可以拥有发生了突变的 B 细胞，但是我们却不能将它们遗传给我们的孩子，因为这些突变都属于位于"魏斯曼屏障"一侧的体细胞突变。婴儿出生时抗体的数量非常少，所以他们的免疫系统必须超速运转。这也是母乳喂养对婴儿有益处的众多原因之一——母乳中含有一些母亲的抗体，这些抗体在婴儿的免疫系统正常运转之前，可以起到暂时的被动免疫接种的作用，从而可以预防感染。我们才刚刚开始了解转座子——"跳跃基因"在生命和进化中所发挥的作用。显而易见，它们发挥的作用比我们迄今为止所了解的要大得多。有四分之一的活性编码人类基因显示，它们已经从"跳跃基因"中整合了 DNA。[19]

约翰·霍普金斯医学院的分子生物学和遗传学教授杰夫·博伊科指出，"跳跃基因"

> 已经极大地重塑了宿主的基因组，其程度超出了我们以前的认识……这些变化可能经常是灾难性的，但是偶尔也会有良性的遗传变异，能够提升遗传的多样性，甚至提高物种的生存能力和适应性。这种重塑在人类的进化过程中可能已经发生过数千次。[20]

我们现在已经知道，在人类的进化史中曾经有过多次大规模的环境变化时期，很难想象，随机的、渐进的变化如何能够提供足够的适应能力，让我们生存下去。著名的进化思想家斯蒂芬·J. 古尔德（Stephen J. Gould）和尼尔斯·埃尔德雷奇（Nils Eldredge）提出了"间断平衡"（punctuated equilibrium）理论，认为生物进化的特点是长时间保持一种只有微小变化的稳定或平衡的状态，这种状态会被短时间内发生的由重大的环境变化带来的显著变化打断。也就是说，长期的微进化之后会出现快速的大进化，渐变式的微进化与跃变式的大进化会交替出现。那么，跳跃基因是否有可能通过进化中的这些"波峰"来帮助物种改变其行为方式以适应变化呢？当然存在这样的可能性。

　　"跳跃基因"越来越像是大自然版本的"动态基因工程"。我们对它们的运作方式了解得越多，或许也就越能揭示我们的免疫系统是如何保护我们免受疾病的侵袭以及我们特有的遗传结构是如何应对环境压力的。这可能也将为我们开辟一条全新的途径：通过接种疫苗使人们对疾病免疫，恢复受损的免疫系统，甚至是在基因水平上逆转具有危险性的突变。

　　还记得那些"垃圾 DNA"吗？这就是现如今我们所说的"非编码 DNA"，因为它不包含直接构建任何细胞的遗传密码。如果你也在好奇为什么这数以百万计的 DNA 链最终能够在进化的过程中保留下来，那么我要告诉你，科学家也曾有过同样的困惑，这就是为什么科学家最初把它称之为"垃圾"。但是科学家现在已经开始破译这些非编码基因的奥秘了，而"跳跃基因"首先为我们提供了一个关键的突破口。

　　科学界在认识到"跳跃基因"是真实存在的并且弥足重要之后，研究人员便开始在各种生物的基因组中寻找它们，包括人类的基因组。首先让他们感到惊讶的是，我们的非编码 DNA 的很大一部分是由"跳跃基因"组成的，所占的比例多达一半。但是更让人吃惊的是，这些"跳跃基因"看起来像极了一种非常特殊的病毒。事实竟是，很大比例的人类 DNA 都与病毒有关。[21]

你可能每天都会想到病毒——至少会思考如何避免感染这些病毒，不管是电脑病毒还是多样化的生物病毒。但是，你可能已经很久没有从生物学书籍中阅读到有关病毒的概念了，所以我们在这里先快速地回顾一下究竟什么是病毒。病毒是遗传指令的片段，不能自行繁殖。病毒只能通过感染宿主，然后"劫持"宿主的细胞的正常生长机制进行繁殖。病毒可能会在细胞内自我复制数千次，并最终冲破细胞壁，进入新的细胞中。大多数科学家并不认为病毒是"有生命的"，因为它们无法独立进行繁殖或者代谢。

逆转录病毒是病毒的一个非常特殊的子集。为了理解它们为何变得如此重要，我们有必要先来了解一下遗传信息是如何被用来构建细胞乃至生物体的。一般来说，机体的构建都遵循着这样一条路径——从 DNA 到 RNA（核糖核酸）再到蛋白质。我们可以把 DNA 想象成一个全镇的总体蓝图资料库，而把体内所有不同的细胞想象成不同的建筑物，比如学校、市政大楼、居民楼、公寓等。当生物体需要建造一座特定的建筑物时，它会使用一种叫作"RNA 聚合酶"的辅助酶，将该建筑物的规划信息复制到信使 RNA 或 mRNA 链上。mRNA 再将这些指令带到建筑工地，并指导建造相应的建筑物，也就是合成蛋白质。

在过去相当长的一段时间里，科学家一直都认为遗传信息只会朝着一个方向流动，即从 DNA 到 RNA 再到蛋白质。逆转录病毒如艾滋病病毒的发现证明这种想法是错误的。逆转录病毒是由 RNA 组成的，通过使用一种被称为"逆转录酶"（reverse transcriptase）的酶，它们将自己从 RNA 转录成 DNA，在这一过程中它们实际上逆转了信息流。换言之，这就好比是信使根据信息重绘了总蓝图，而不是直接复制并执行规划。这一发现的影响是巨大的，因为这将意味着逆转录病毒可以改变我们的 DNA 信息。逆转录病毒的发现促进了用于治疗艾滋病的新型药物的开发，这些药物是目前"鸡尾酒"疗法（即混合药物疗法）所使用的主要药物。就像卡车司机用来制动的刹车片一样，"鸡尾酒"疗法中所使用的一些药物能够阻断艾滋病病毒的逆转录酶，将其从 RNA 轨道上解离下来：将艾滋病病毒困在细胞核的"停车场"中，尽管它们试图搭上 DNA 的顺风车，但是却无法爬上车去。

现在想象一下，当逆转录病毒或病毒将自己的信息写入某个生物体的生殖细胞系中的细胞 DNA 中时，将带来怎样的后果：这一生物体的后代天生就会带有永久编码在其 DNA 中的病毒。（顺便说一句，科学家认为艾滋病病毒并没有突破"魏斯曼屏障"，将自己插入人类卵子或精子的 DNA 中。相反，他们认为感染了艾滋病的母亲在生产的过程中会将艾滋病病毒传给婴儿，是因为婴儿在出生的时候，母亲的血液有很大的机会跟婴儿的血液混合在一起。）

通常情况下，同其他所有的突变一样，当一个生物体的后代出生时带有的 DNA 已经被来自父母一方的生殖细胞中的逆转录病毒改变时，这种变化很可能是有害的，所以它不会被继续传播下去。但是，如果病毒不会带来伤害，甚至可以增加后代生存和繁殖的机会，那么这种病毒就可能最终成为物种基因库中的一个永久的部分。如果最初来自病毒的遗传密码成为生物体基因库的一部分，那么我们就很难去判断哪一方是基因的真正起源，因为病毒和生物体已经融为一体、难分彼此了。今天，我们知道至少有 8% 的人类基因组是由逆转录病毒及其相关的元素组成的，这些元素在我们的 DNA 中已经找到了一个永久的位置，它们被称为 "HERV" 或者 "人类内源性逆转录病毒"（human endogenous retroviruses）。[22] 虽然科学家才刚刚开始致力于发掘 HERV 在人类健康中所发挥的作用，但是他们已经发现了二者之间存在的有趣联系。一项研究表明，一种特定的 HERV 可能在构建健康胎盘的过程中发挥着重要的作用；另有文献记载了 HERV 与皮肤疾病牛皮癣之间的联系。

那些活泼跳跃的基因又是什么身份呢？它们很可能也是病毒的后代。"跳跃基因" 有两种基本的类型：第一种叫作 "DNA

转座子"，它们可以通过剪切和粘贴进行跳跃；第二种叫作"逆
转录转座子"，它们的跳跃是通过复制和粘贴来实现的。事实证
明，复制和粘贴的"跳跃基因"，即逆转录转座子的整体结构
与整合的逆转录病毒极为相似。这一点是可以说得通的，因为
这些复制和粘贴的基因将自身插入其他基因时所使用的机制与
逆转录病毒使用的机制非常相似。其过程是这样的：首先，逆
转录转座子会像其他正常的基因一样，将自身复制到 RNA 上；
然后，当 RNA 到达基因组中"跳跃基因"想要插入的位置时，
逆转录转座子会利用逆转录酶将自身粘贴到 DNA 中，像逆转录
病毒一样逆转正常的信息流。

这是否就意味着最早的跳跃基因起源于逆转录病毒呢？

没有人会像路易斯·维拉里尔（Luis Villarreal）那样坚信
"病毒式营销"的力量。至少，没有人会相信地球上有什么会
比病毒更擅长快速地传播信息，进入一切可以进入的生物体中，
并且通常能够在生存竞争中"打持久战"。维拉里尔是加州大
学欧文分校病毒研究中心的主任，他将病毒对人类进化产生的
影响扩大到了极限。

萨尔瓦多·卢里亚（Salvador Luria）是一位微生物学家，也
是一位诺贝尔奖得主，他从 20 世纪 40 年代到 80 年代一直活跃

在研究领域的前线。他是提出"病毒可以从内部，而不仅仅是从外部来推动人类的进化"的第一人，对此维拉里尔给予了高度的肯定和赞扬。1959 年，卢里亚写道，病毒移动进入基因组的过程有可能会创造出"构成所有活细胞的成功的遗传模式"。[23]

维拉里尔推测，卢里亚的这一观点当时没有很快被大众广泛接受的原因，可能是人们对"人类的进化会受到寄生生物的影响"的说法产生了一种发自内心的厌恶感和抵触情绪：

> 对任何一种寄生虫的概念都有着非常强烈的出于文化上的消极反应。具有讽刺意味的是……这却是一种至关重要的创造力……如果你想进化，你就必须接受被寄生。[24]

在 2005 年出版的《病毒与生命进化》（*Viruses and the Evolution of Life*）一书中，维拉里尔认为，现在是重新审视病毒的时候了。维拉里尔将熟悉的、致命的寄生病毒，如艾滋病病毒和天花，同他所说的"持续存在的病毒"区分开来。"持续存在的病毒"是那些历经数百万年迁移到我们的基因组中的病毒，它们可能已经成为我们进化过程中的伙伴。[25]

病毒从我们的"基因组母舰"的永久家园中得到了什么似乎已经很清晰了——生命的"免费船票"。但是我们又能从中得到什么呢？病毒可谓"突变界的大师"，它们犹如一个巨大的仓库，蕴藏了无限的遗传可能性，并且它们还能以惊人的速度迅速传播这种可能性，其突变的速度比我们的速度快约 100 万倍。为了使人们充分理解病毒世界所具有的无比巨大的遗传潜力，维拉里尔经常让人们试着想象全世界海洋中的所有病毒的总数量——约为 100 000 000 000 000 000 000 000 000 000 000（10 的 32 次方）。虽然存储这些遗传密码的"小容器"微小到只有用显微镜才能看得到，但是如果你把它们首尾相连排列起来，其长度可以达到 1 000 万光年。到明天，它们中的大多数将产生新的一代，而这也是它们数十亿年以来一直在做的事情。维拉里尔称病毒为"终极基因创造者，创造了数量庞大的新的基因，而其中的一些基因在稳定的病毒定植（viral colonization）之后会进入宿主的家族谱系中。"

接下来我们将介绍病毒是如何对人类产生有益的影响的。在我们的基因组中持续存在的病毒与我们的生存和繁殖息息相关，因为它们是我们 DNA 中的一部分，它们从我们的成功进化中获取了进化的优势。在过去的几百万年里，也许我们给了病毒可以免费搭乘生命母舰的机会，作为回报，它们则给了我们可以从它们庞大的基因库中借用一些遗传密码的机会。有了这些巨大的突变力量，进化必然能够以更快的速度发生在有用的基因上，其速度要远远快于没有病毒帮助时的速度。从本质上来讲，这种与病毒的合作关系或许曾经帮助我们进化成为如此复杂的生物体，合作进化的速度要比我们孤军奋战时快得多。

"跳跃基因"的研究已经为支持维拉里尔理论提供了证据。正如我们已经探讨过的，"跳跃基因"很可能就源自病毒。事实证明，生物体越是复杂，其所包含的"跳跃基因"也就越多。人类和我们的非洲灵长类亲属甚至具有同一种特殊的遗传性状，这使得我们的基因组在"病毒市场"中更容易"开展业务"。我们的基因组被一种特定的逆转录病毒通过某种方式改变，这使得我们更容易被其他的逆转录病毒感染。根据维拉里尔的说法，这种非洲灵长类动物所具有的支持其他病毒持续感染的能力，可能使得我们的进化步入了"快进"的状态，因为当生物体暴露于更多其他的逆转录病毒时，就会发生更快速的突变。这种能力有可能最终推动我们进化成为人类。

这意味着所有的这些"垃圾 DNA"都可能为我们的进化提供了遗传密码，从而可以使我们远离那些"毛茸茸的表亲"，进化成为更高级的生物。这也意味着病毒可能已经通过那个遗传密码感染了我们。这还意味着——

"传染性设计"，有人知道这是什么吗？

第 7 章

甲基的疯狂——最终表型之路

美国有三分之一的儿童，也就是约 2 500 万名儿童是超重或者过度肥胖的。在过去的 30 年里，美国 2~5 岁的儿童中，肥胖儿童的比例翻了一番；而 6~11 岁的儿童中，肥胖儿童的比例则是过去的 3 倍。2000 年出生的美国女婴有 40% 的概率会患上 2 型糖尿病，这几乎相当于猜测硬币正反面的获胜概率。糖尿病在儿童中高发与肥胖儿童的激增有着直接的关系。[1]

更加令人痛心的是，其中的很多儿童在孩提时代就已经出现了与肥胖相关的疾病的症状。最近的一项研究表明，5~10 岁的肥胖儿童中大约有 60% 已经表现出了至少一种心脏疾病的主要高危因素——高胆固醇、高血压、高甘油三酯或高血糖。在这些儿童中，有 25% 具有一种以上的高危因素。2005 年，《新英格兰医学杂志》中的一篇报告指出，儿童肥胖症的大肆流行必将带来一场"暴风骤雨"，可能会导致美国步入现代以来预期寿命的第一次下降——预期寿命减少多达 5 年。

　　毫无疑问，大量的含糖苏打饮料、高脂肪的炸薯条以及放学后过多地沉溺于看电视和玩电子游戏而不进行体育运动，这些不良的习惯组合在一起成为导致儿童肥胖的罪魁祸首。但是有新的研究表明，造成儿童肥胖的原因可能还远不止这些。

　　有越来越多的证据显示，父母的饮食习惯，尤其是母亲在怀孕初期的饮食习惯，可能会对孩子的新陈代谢造成影响。换句话说，如果你有怀孕的打算，那么在享用巨无霸汉堡之前，你真的应该三思而后行——既为了你自己的腰围着想，也为了你将来的孩子考虑。

　　事先需要澄清的一点是，这并不是在宣扬所谓的拉马克"获得性遗传"的观点，即肥胖的父（母）就一定会生出肥胖的孩子，因为孩子会遗传其父母的肥胖问题，我想要介绍的是新的研究正在迅速改变我们对基因表达的认识，即对基因中的指令如何被执行、何时被执行以及是否会被执行的理解。过去 5 年间一系列具有开创性的研究表明，某些化合物可以将自身附着于特定的基因并抑制基因的表达。这些化合物就像是基因中的"电灯开关"，当它们附着于基因时，就会将基因"关闭"。有趣的是，研究还表明，环境因素比如我们吃的食物或者我们吸的香烟，也可以打开或者关闭这个开关。[2]

这项研究正在改变整个遗传学领域，甚至催生了一个分支学科——表观遗传学（epigenetics）。表观遗传学主要研究在基因的核苷酸序列不发生改变的情况下，子女如何从父母身上遗传并且表达看似新的性状。也就是说，指令是相同的，但是其他的东西会凌驾于它们之上。

由此可见，基因已不再是我们之前所认为的那样"无所不能"了。

"表观遗传学"一词首创于20世纪40年代，但是这门现代的新兴学科还犹如刚刚断奶的孩子般年轻。实际上，该学科的第一次重大突破出现在2003年——一种瘦骨嶙峋的褐色小鼠在其中扮演了重要角色。

令人震惊的是，这种瘦削的褐色小鼠的父母都是肥胖的黄色小鼠。事实上，它们源自一群历史悠久的肥硕的黄色小鼠，这些黄色小鼠天生就会携带一种独特的基因，叫作"鼠灰色基因"或者"刺豚鼠毛色基因"（agouti），这种基因使它们拥有了特有的浅色皮毛，并且具有患肥胖症的倾向。当携带鼠灰色基因的雄性小鼠与携带鼠灰色基因的雌性小鼠交配以后，总会产下相同特征的鼠宝宝——它们胖胖的，毛发的颜色是黄色的。如果没有进入美国杜克大学医学中心的实验室，它们应该会继续这样世代繁衍下去吧。

　　杜克大学的一个科学家团队将一群携带鼠灰色基因的小鼠分成了两组：对照组和实验组。对照组中的小鼠没有获得特殊的优待，其饮食与平日无异。科学家让肥胖的雄性黄色小鼠"米奇"与肥胖的雌性黄色小鼠"米妮"进行了交配，"米妮"最终生下了肥胖的黄色小鼠宝宝——这是毫无悬念的事情。

　　实验组中的小鼠同样进行了交配，但是该组中的小鼠准妈妈得到了稍好的产前护理——除了正常的饮食之外，它们还被喂食了维生素补充剂。事实上，科学家给它们喂食的是一种复合的维生素，它是目前妊娠期妇女所服用的产前维生素的一种变体，包含维生素 B_{12}、叶酸、甜菜碱和胆碱。

　　实验结果令人匪夷所思，几乎震惊了整个遗传学界。实验组中肥胖的雌性黄色小鼠在和雄性小鼠交配以后，竟然产下了骨瘦如柴的褐色的鼠宝宝。一时间，科学界之前对遗传的所有认识似乎被完全推翻了。之后，科学家对褐色小鼠的基因进行了检测，更是增加了它的神秘感，因为它们的基因居然与其父母的基因完全相同！褐色小鼠的鼠灰色基因仍然存在于它本应该存在的位置上，随时准备发出指令，使它们变得体形肥胖、毛发发黄。所以，究竟发生了什么呢？

　　从本质上来讲，给小鼠准妈妈喂食的维生素补充剂中的一种或多种化合物进入了小鼠的胚胎之中，并将鼠灰色基因的开关按在了"关"的位置上。当鼠宝宝出生以后，它们的 DNA 中仍然含有鼠灰色基因，但是它已经不再表达了——化学物质已经附着在了基因上，并且抑制了它的指令。

这种基因抑制的过程被称为"DNA 甲基化"（DNA methylation）。当一种被称为"甲基"的化合物与基因结合，改变了基因表达，但实际上并未改变 DNA 时，"甲基化"便发生了。维生素补充剂中的化合物含有"甲基供体"（methyl donors）——形成甲基的化学分子，能够阻断遗传信号。

体形瘦削和毛发呈现褐色并不是小鼠在 DNA 甲基化的过程中获得的唯一好处。小鼠中的鼠灰色基因还与糖尿病和癌症的高发病率相关。鼠灰色基因处于关闭状态的小鼠，其癌症和糖尿病的发病率要明显低于它们的父母。

当然，一直以来我们都有一个基本的观念，那就是给予妊娠期女性良好的营养对胎儿的健康至关重要。此外，我们也知道这种相关性远远超出了那些显而易见的影响，比如充足的营养、健康的出生体重等，这些都可以减少孩子日后罹患某些疾病的可能性。但是在杜克大学的研究之前，我们都只知其然，而不知其所以然。正如该研究的主要负责人之一兰迪·朱特尔博士（Dr. Randy Jirtle）所说：

　　我们早就知道母亲的营养对后代疾病的易感性有着深远的影响，但是我们从未充分理解这种因果关系。我们有史以来第一次精确地证明了，母体的营养补充可以在不改变基因本身的前提下，永久地改变其后代的基因表达。[3]

杜克大学的研究带来的影响是巨大的，他们的研究结果一经发表，表观遗传学的研究便如雨后春笋般不断涌现出来，成为生命科学界最热门的领域之一。其原因大概有以下几点：

首先，表观遗传学彻底颠覆了经典遗传学中"遗传蓝图亘古不变"的理念。突然之间，科学界开始认识到，一组特定的基因并不是一成不变的蓝图或者指示。完全相同的一组基因可以产生截然不同的结果，这取决于它们是否经历了 DNA 甲基化。与此同时，还有一个全新的层面需要考虑——在遗传密码之外和之上发生的一系列的反应，可以在不改变密码本身的前提下改变其表达的结果。（"外面"和"上面"是"表观遗传学"英文名字"epigenetics"的由来——取自希腊词汇前缀"epi"，意思是"在……之上""在……之后"，或者"另外"）。事实上，这一点并不完全出人意料——50 年来，一些研究人员已经指出，相同的基因并不总是产生相同的结果：同卵双胞胎（拥有相同的 DNA）不会患上相同的疾病或者拥有相同的指纹，只会是相似而已。

其次，杜克大学的研究有拉马克"获得性遗传"的影子。研究显示，母亲生活中的环境因素会影响其后代的遗传性状。这些因素并没有改变幼鼠遗传到的DNA，但是却改变了DNA的表达方式，从而改变了遗传性状。

在第一波小鼠实验之后，杜克大学的其他科学家发现，只需要在怀孕雌鼠的饮食中添加一点儿胆碱，就可以给它们的大脑增压。胆碱触发了一种甲基化模式，它关闭了通常用于限制大脑记忆中心细胞分裂的基因。随着细胞分裂调控器的关闭，这些小鼠开始高速生成记忆细胞。不出所料，它们形成了无比强大的记忆力，它们的神经元可以更快、更频繁地发射信号。当它们成年以后，这些拥有"最强大脑"的小鼠轻而易举地打破了所有迷宫实验的纪录。

从哺乳动物到爬行动物再到昆虫，研究过各种动物的研究人员早就注意到有些生物体具有某种特殊的繁殖能力，其后代似乎是根据母亲在怀孕期间的经历"量身定制"的。他们虽然注意到了这种现象，但是却一直无法给出合理的解释。当科学家了解了表观遗传可能会对遗传产生影响以后，这一切就都能讲得通了。

田鼠是一种毛茸茸的小啮齿动物，看上去像一只胖胖的小鼠。小田鼠出生时有的会带有厚厚的皮毛，有的则带有薄薄的皮毛，这种不同取决于母鼠预产期的不同。生长厚皮毛的基因会随时待命——它是否打开或者关闭，取决于母鼠怀孕期间在环境中感知到的光线水平。在小田鼠降生之前，发育中的基因组基本上就已经获得了"天气预报"，所以它知道小田鼠应该长出什么样的"外衣"以应对母体外的环境。[4]

小型淡水水蚤（实际上并不是水蚤，而是一种甲壳动物）的母亲如果要在充满捕食者的环境中分娩，就会产下带有更大的"头盔"和壳刺的后代。[5]

根据食物来源的可获得性和当地蝗虫密度的不同，沙漠蝗虫有着两种截然不同的生活方式。当食物匮乏的时候（这也是它们生活的沙漠栖息地经常会发生的情况），蝗虫生来就会带有为了便于伪装而特别"设计"的身体颜色，并且过着独居的生活。而当罕见的强降雨使得植被繁茂生长的时候，一切都会发生改变。起初，蝗虫仍然会独来独往，只管享用丰盛的"大餐"。但是随着多余的植被开始消失，蝗虫们便会聚集到一起。突然之间，新出生的小蝗虫都会带有非常鲜艳的身体颜色，而且热切渴望寻找同伴。这些蝗虫不再相互躲避，也不再通过伪装和减少活动来躲避敌人，而是成群地聚集在一起，一起觅食，并通过绝对的数量优势来战胜它们的天敌。[6]

有一种蜥蜴在出生时可能有着长长的尾巴、庞大的身躯，也有可能有着短短的尾巴、娇小的身躯，这只取决于一件事——母蜥蜴在怀孕期间是否闻到了一种以蜥蜴为食的蛇的气味。当小蜥蜴们降生在蛇的"地盘"时，它们生来就会有一条长长的尾巴和一个庞大的身躯，这使得它们不太可能成为蛇的"盘中餐"。[7]

在以上的任何一种情况中，无论是田鼠、水蚤、蝗虫，还是蜥蜴，其后代的特征都是由胚胎发育过程中的表观遗传效应控制的。DNA 没有发生改变，改变的是它的表达方式。这种母亲的经历影响其后代基因表达的现象被称为"预知适应性反应"（predictive adaptive response）或者"母体效应"（maternal effect）。[8]

你可以想象一下这将对人类产生怎样的影响。通过传递正确的表观遗传信号，我们就可以拥有更健康、更聪明、适应能力更强的宝宝。随着知识的日渐丰富，总有一天，甚至是在宝宝出生之后，我们或许也能够抑制以有害的方式表达自己的基因，或者将已经关闭的有用的基因重新打开。表观遗传学有可能为我们提供了一种掌控自己健康的全新的方法。DNA 决定着你的命运，但是倘若能够摆脱古老的甲基化"魔法标记"并将它重写，那必将是另外一番景象。

目前人类表观遗传学的研究重点是胎儿发育。很明确的一点是，母亲在怀孕的头几天，也就是她甚至有可能都不知道自己怀孕了的那几天，是胚胎发育极为关键的时期，甚至比我们之前所了解的还要重要得多。这时候，许多重要的基因被打开或者关闭，而且表观遗传信号传递得越早，胎儿潜在的变化就越显著。（在某些方面，子宫可能就像一间微小的进化实验室，对新的性状进行研究，看看它是否有助于胎儿的生存和茁壮成长；如果起不到帮助的作用，母亲就会流产。研究人员也指出，很多流产的胎儿都存在遗传异常。）

接下来让我们来看一看表观遗传如何可能成为导致儿童肥胖症流行的部分原因。许多美国人的饮食中都充斥着垃圾食品，垃圾食品的热量和脂肪含量都很高，而营养成分含量通常很低，尤其是那些对发育中的胚胎极其重要的营养元素含量少之又少。如果母亲怀孕的最初几周的饮食总是以典型的垃圾食品为主，那么胚胎可能会收到一种信号，指示它将出生在一个严酷的环境之中，那里的关键种类的食物十分稀少。通过一系列的表观遗传效应，各种基因被打开和关闭，于是婴儿出生时的体重很小，这样就可以减少对食物的需求。

然而，这只是故事的一半。大约 20 年前，一位名叫戴维·巴克（David Barker，曾在 2005 年获得了"达能国际营养奖"）的英国医学教授首次提出了胎儿营养不良与出生之后的肥胖之间的联系。他的理论被称为"巴克假说"或"节约表型假说"，这一假说至今仍在不断地发展。[9]（"表型"是基因型的物理表达。比如说，如果你的父母有一方的耳垂是紧贴着脸颊的，而另一方的耳垂是与脸颊分离的，那么你的耳垂与脸颊也将是分离的，因为这一遗传性状是显性的，因而耳垂与脸颊分离将成为你的表型。表观遗传效应能够影响你的表型，但是却不改变你的基因型。所以，根据这一假说，如果甲基化标记关掉了你的耳垂与脸颊分离的基因，你的表型就会改变，你的耳垂便会紧贴着脸颊，但是你的基因型仍然保持不变，你依然有耳垂与脸颊分离的基因，可以遗传给你的孩子，不管这种基因是打开的状态还是关闭的状态，只不过这种基因在你的体内已经失效了。）根据"节约表型假说"，营养不良的胎儿会发展出"节约的"新陈代谢机制，这种机制在囤积能量方面更为高效。如果一个拥有节约表型的婴儿出生在食物相对匮乏的 10 000 年前，那么其"环保主义的"新陈代谢机制就能够帮助他（她）存活下来。但是，如果这个拥有节约型新陈代谢机制的婴儿出生在 21 世纪，被丰富的食物（通常缺乏营养且热量丰富）包围时，那么他（她）就很容易变成一个"小胖墩儿"。

表观遗传学使"节约表型假说"更加具有说服力，因为它能够帮助我们了解母亲的饮食习惯是如何影响其孩子的新陈代谢的。如果你现在正有生宝宝的打算，那么你最好先了解一下怀孕时应该吃些什么以及在什么时候吃。对于人类胎儿何时会到达表观触发点，我们还不甚了解，但是动物研究表明，这个过程很早就已经开始了。

最近对大鼠进行的一项研究显示，在母鼠怀孕的前四天（此时胚胎甚至还未在母亲的子宫内着床），当研究人员给怀孕的母鼠喂食了低蛋白的饮食时，它们产下的鼠宝宝容易患高血压。对绵羊进行的实验也显示出了类似的"母体效应"。在母羊怀孕的最初几天，也是在胚胎尚未在母亲的子宫内着床之前，如果母羊营养不良，它们产下的小羊崽儿会迅速出现动脉内膜增厚现象，这是由于它们的代谢速度较缓慢，从而会将更多的食物转化为脂肪。[10]

我们如何能够知道这些是适应性的反应，而不是由于母亲营养不良导致的先天缺陷呢？因为只有当小羊崽儿正常饮食时，动脉内膜增厚和体重增加等健康问题才会发生。怀孕期间营养不良的母羊产下的小羊崽儿如果在"蹒跚学步"期间也存在营养不良的现象，它们通常就没有动脉内膜增厚的迹象。

目前研究的大多数表观遗传效应都只涉及母亲，而未涉及父亲，其部分原因是胚胎或胎儿从不与父亲的生存环境相互作用，所以许多科学家认为表观遗传修饰只在受孕之后发生，以回应胎儿接收到的有关母亲生存环境的信息。然而，最近有新的有趣的证据表明，父亲也可以将信息传递给他们的后代。英国的一项研究发现，在青春期之前就开始吸烟的男性，他们的儿子在 9 岁之前会明显比正常的同龄男孩胖得多；由于这种相关性只发生在儿子身上，所以科学家认为这些表观遗传标记是通过 Y 染色体传递的。[11]（凭直觉推断，你可能会认为如果父亲吸烟的话，其子会相对瘦小，而不是变得更胖。这种效应可能类似于节约表型：如果母亲在怀孕早期营养不良，将导致婴儿出生时体型较瘦小，其节约型的新陈代谢机制使他们具有较高的发胖倾向。在这种情况下，父亲吸入的烟雾中的毒素可能会触发他的精子发生表观遗传变化。这些毒素预示着外界环境比较艰难，所以精子会随时准备创造出一个拥有节约型新陈代谢机制的婴儿。当这种节约的新陈代谢机制与典型的西方饮食相结合的时候，这个孩子成长为"小胖墩儿"的可能性就大大增加了。）

开展这项研究的首席科学家、英国的遗传学家马库斯·彭布雷（Marcus Pembrey）认为，这证明除了"母体效应"以外，

还存在着"父体效应"。他称这是"原理验证。精子已经捕捉
到了关于祖先生存环境的信息，于是它们对后代的发育和健康
状况进行了调整"。

　　这似乎赋予了"父债子偿"一种全新的意义。

　　你的父母可能不是对你产生表观遗传影响的唯一因素。你
的祖父、祖母和外祖父、外祖母可能也会在你的身上留下他们
自己的印记。许多最著名的表观遗传学专家也都是这么想的。
无论是在杜克大学研究肥胖黄色小鼠的研究人员，还是在伦敦
研究父亲吸烟对后代的影响的研究人员，他们都认为表观遗传
变化可以通过生殖细胞系世代相传。

　　在母体遗传的情况下，你最终的基因型实际上可以直接从
你的外祖母身上获得甲基化标记。当一位女性出生的时候，她
的卵巢中已经拥有了一整套的卵子，供她一生使用。这听起来
有些奇怪，因为这意味着当你的母亲还在你外祖母的子宫里时，
其卵巢里面就已经创造了带有你一半染色体的、你将要遗传到
的卵子。新的研究表明，当你的外祖母将表观遗传信号传递
给你的母亲时，她也将这些信号传递给了最终会提供给你一半
DNA 的卵子。

　　表观遗传学已经帮助我们揭开了田鼠毛发稀疏和蝗虫群居

的神秘面纱，现如今面对自20世纪以来就一直令研究人员困惑的一系列相关性现象，它又有了用武之地。洛杉矶的一组研究人员发现，其外祖母在怀孕期间吸烟的儿童与其母亲在怀孕期间吸烟的儿童相比，前者更容易患上哮喘。在我们开始破解表观遗传密码之前，这种相关性是无从解释的。现在，科学家意识到，怀孕期间吸烟的外祖母在其腹中女儿的卵子中触发了表观遗传效应。（顺便提一句，如果你不明白为什么外祖母的吸烟习惯对卵子的影响要比对胎儿的影响大，你也不必苦恼，事实上，科学家也尚未搞清楚真相。）[12]

冬日的严寒，加之纳粹德国强制实行的残酷的封锁禁运，造成了1944年至1945年的荷兰大饥荒。荷兰人称之为"冬日饥荒"，有3万人死于这场大饥荒。对大饥荒之后的出生记录进行跟踪调查是巴克证实其"节约表型假说"的途径之一。巴克的研究显示，如果孕妇在大饥荒期间正处于妊娠期的头6个月，那么她生下的"小"婴儿在长大以后更容易患上肥胖症、冠心病和各种癌症。[13]

尽管这一研究结果仍然存有争议，但是在大约20年之后，研究人员的研究报告更加令人吃惊，他们发现这些女性的孙辈出生时的体重也较轻。难道是大饥荒期间由营养不良触发的甲基化标记被传递给了下一代？我们目前尚不得而知，但是甲基化的影响似乎是真实存在的。

许多权威的表观遗传学专家都认为，表观遗传变异体现了进化以一种十分微妙的方式对现有的基因组进行调整，但是这一点还颇具争议。发表了小鼠研究报告的杜克大学的科学家这样写道：

> 我们的研究结果表明，早期的营养可以影响表观遗传标记的建立……从而会影响到所有的组织，可能包括生殖细胞系。因此，不完全去除由营养因素诱发的表观遗传变异……可能为哺乳动物发生适应性的进化提供了一种合理的机制。[14]

换句话说，当甲基化标记没有被完全去除时，它们可以代代相传，最终导致进化。或者我们可以说，父母或者祖父母所获得的性状最终可以遗传给他或她的后代。如果拉马克能够看到这一结论，必定会死不瞑目的——那个他从未提出过的"获得性遗传理论"如今却即将风靡全球。父母吸烟研究背后的科学家马库斯·彭布雷称自己是"新拉马克主义者"。阿拉巴马大学的研究人员道格拉斯·鲁登（Douglas Ruden）在接受《科学家》杂志专访时告诉记者："表观遗传学一直都是拉马克式的，我真的觉得不存在任何的争议。"

到目前为止，我们所讨论过的大多数的甲基化作用都只涉及在出生之前发生的变化，但是表观遗传变化在整个的生命过程中都会发生，因为甲基化标记物的存在会将一些基因关闭，而去除甲基化标记会使其他基因重新打开。

2004 年，加拿大麦吉尔大学的迈克尔·米尼（Michael Meaney）教授发表了一篇报告，引起了广泛的关注，其轰动程度不亚于杜克大学关于黄色和褐色小鼠的研究报告。米尼的研究表明，母亲和其刚刚出生的后代之间的相互作用，引发了甲基化标记物的出现，从而导致了显著的表观遗传变化。

米尼发现，母鼠分娩后最初的几个小时内对初生幼鼠关注程度的不同对幼鼠的行为有很大的影响。受到母亲温柔舔舐爱抚的幼鼠最终长成了自信的大鼠，它们相对从容淡定，也更善于应对突发状况；而被母亲忽略的幼鼠长大以后却变得"神经兮兮"，往往对陌生环境充满警惧。

这一实验听起来就像是"先天"与"后天"的辩论，不是吗？主张"先天遗传"的一方会认为，那些社会适应能力差的大鼠妈妈将它们的不良情绪基因遗传给了幼鼠宝宝，于是幼鼠长大以后也会存在社会适应能力差的问题；而那些适应能力强的大鼠妈妈也会将这一良好的基因遗传给它们的宝宝。这一观点听上去不无道理，但是米尼和他的同事们所做的"配对-交换"实验似乎推翻了这一观点。他们把不那么惯于爱抚的母鼠所生的幼鼠偷偷地放到了频繁施以爱抚的母鼠身边，同时将后者的幼鼠宝宝放到了前者的身边。那些被"养母"细心呵护的幼鼠，无论其生母的行为如何，长大之后的行为举止大多显得从容镇定。

这是否就意味着主张"后天养成"的一方获胜了呢？如果不论基因组成如何，经过细心呵护的幼鼠最后证实都成长得更好，那么就意味着它们所受的养育方式的不同导致了其成年之后行为的差异。因此，似乎是母亲后天培育的作用占据了上风。

然而，现在下结论还为时过早。

对大鼠基因的分析显示，两组大鼠之间的甲基化模式有着显著的差异。在受到母亲（生母或养母）精心照料的幼鼠中，与大脑发育相关的基因周围的甲基化标记物有所减少。母亲温柔的关爱以某种方式触发了甲基化标记物的去除，否则，这些标记物会阻碍幼鼠大脑中部分区域的发育——它们就好像是被母鼠舔掉的一样。而在这些幼鼠的大脑中，抑制应激反应的区域也得到了更好的发育。由此看来，这并不是"先天"与"后天"孰是孰非的问题，而是二者共同作用的结果。

米尼的研究报告可谓表观遗传学领域中的又一颗"重磅炸

弹"。像父母亲养育这样简单的事情竟然也能够改变动物遗传密码的表达，这个想法太令人震惊了，以至于有些人一时难以接受。一位来自知名期刊的审稿人甚至写道，尽管研究人员仔细整理罗列了大量的证据，但是他拒绝相信这是真的——这样的事情本来就不应该发生。

但是，它确确实实已经发生了。

对于人类而言，我们并不确切地知道父母对婴儿的照顾是否也会对其大脑的发育产生同样的影响。但是从某种意义上而言，这也无足轻重，因为我们已经知道，从孩子出生到幼儿期，亲子关系会对孩子的情感发展产生深远的影响。我们知道，父母慈爱的、积极互动的情绪状态会通过一种精神甲基化的方式传递给他们的孩子，而任何增加父母焦虑情绪的事情也会以同样的方式影响孩子。初为人父母时，任何事情，无论是婚姻破裂，还是健康问题，或是财政危机，都可能会增加他们的压力，进而会干扰到子女与父母之间的关系。如果父母整日愁眉不展，过于焦虑，他们的孩子更容易抑郁，并且自我控制能力也较差。而如果父母表现得轻松自在，并且能够经常陪伴孩子，他们的孩子往往也会更快乐、更健康。

虽然我们还不知道父母对新生儿的照顾是否真的改变了他

们的大脑发育，但是在动物身上研究这种表观遗传联系的科学家认为，人类不太可能不存在这种关联性。事实上，总体情况表明人类在婴儿期应该更容易发生表观遗传效应。毕竟，出生之后的认知发展和体格发育在人类中所产生的影响比在大多数哺乳动物中所产生的影响都要深远、重要得多。

同突变一样，DNA 甲基化本身并无好坏之分——一切都取决于哪些基因被打开，哪些基因被关闭以及出于何种原因被打开或者关闭。在杜克大学的小鼠研究中，母鼠在怀孕时的良好营养导致鼠灰色基因上被添加了甲基化标记物，从而使一代幼鼠免于成为肥胖的黄色小鼠。而在米尼教授对大鼠的研究中，母鼠对幼鼠的细心呵护激发了负责大脑发育的基因周围的甲基化标记物的去除。这些现象在人类中同样也会存在。有些基因最好保持关闭的状态，另外一些基因我们则希望它们可以全天候"值班"。DNA 甲基化通常也并不总是将一个基因完全关闭。基因可以部分地被甲基化，其甲基化的程度与基因保持的活性有关——甲基化程度越低，活性越高。

我们希望能够一直"站岗放哨"的基因是那些可以抑制肿瘤和修复 DNA 的基因。这些基因犹如抗肿瘤兵团中的"突击士兵"和"航空军医"。科学家已经在我们的体内发现了很多这样的"基因守护者"，当这些基因关闭时，肿瘤细胞便会肆无忌惮，为所欲为。

《科学新闻》杂志在最近的一篇文章中报道了一对同卵双胞胎姐妹的故事。伊丽莎白和埃莉诺（均为化名）出生于1939年11月19日。从出生的那一刻起，她们就被完全同等地对待，因为她们的母亲不希望任何一个孩子觉得自己受宠爱多一些或者少一些。伊丽莎白说："我们被当作一个整体来对待——我们更像是一个人，而不是两个独立的个体。"在40多年前，也就是在她们20岁出头的时候，她们便分开了。尽管如此，她们依然非常相似。从她们对待所关心的事物的方式来看，就能够很清楚地知道她们是同卵双胞胎。但是，她们之间却有一个很大的例外——7年前，埃莉诺被诊断出患有乳腺癌，伊丽莎白却从来没有过这方面的问题。

相同的双胞胎拥有近乎完全相同的DNA，然而DNA不代表宿命，原因之一就是甲基化。在40余年中，她们接触的是不同的环境，因而可能在埃莉诺的基因周围产生了不同的甲基化模式，不幸的是，这种模式可能导致了乳腺癌的发生。

2005年，西班牙国家癌症中心的马内尔·埃斯特尔（Manel Esteller）和他的同事们发表了一篇报告，指出同卵双胞胎在出生时拥有几乎完全一样的甲基化模式，但是随着年龄的增长，这一模式就会出现分化。报告还指出，当双胞胎在生命中的大部分时间都分开生活时，这些模式就会产生更为显著的差异，就像埃莉诺和伊丽莎白一样。埃斯特尔说：

> 我们认为，双胞胎中这些不同的表观遗传模式在很大程度上取决于环境因素，无论是接触不同的化学制剂、饮食差异、是否吸烟，还是大城市或者农村所带来的生活环境差异。[15]

还有更多的证据表明，特定基因的甲基化与癌症密切相关。德国 Epigenomic 公司的科学家已经报道，乳腺癌的复发与一种名为 "*PITX2*" 的基因的甲基化程度之间存在着巨大的联系。在 *PITX2* 基因的甲基化水平较低的乳腺癌患者中，有 90% 的女性在 10 年以后癌症没有再复发，而在甲基化水平较高的乳腺癌患者中，只有 65% 的女性能够如此幸运。最终，这些信息将帮助医生为患者量身定制癌症治疗方案——患者从身体自带的这些 "天然抗癌战士" 身上能够得到的帮助越多，他们可能也就越不需要高强度的化疗和放疗。来自 Epigenomics 公司的这些数据已经被应用于临床，用于帮助那些 *PITX2* 基因的甲基化水平较低的女性决定在肿瘤切除之后是否有必要接受化疗。[16]

科学家正在试图建立抗癌基因甲基化和致癌行为之间明确的联系。随着时间的推移，像吸烟这样的习惯会在这些基因周围形成大量的甲基化标记物，科学家将这一现象称为"超甲基化"（hypermethylation）。吸烟的人会在抗癌基因上表现出超甲基化，而且，吸烟者体内本应该对抗前列腺癌的基因也被超甲基化了。[17]

甲基化模式也可能是癌症的早期预警信号，其部分原因就是潜在的致癌习惯所产生的超甲基化效应。在印度，有数百万人嗜好嚼槟榔。槟榔果是一种辛辣的种子，人们咀嚼它的时候会使牙齿和牙龈都染上红色。就像尼古丁一样，它会使人精神兴奋，很容易上瘾，并且会严重致癌。由于有咀嚼槟榔的习惯，因而在印度男性中，口腔癌是最为常见的癌症，而且由于口腔癌通常在很长一段时间里不会表现出任何症状，因此一旦被发现，常常是致命的——在印度，被诊断患有口腔癌的人中有70%最终会死于这种疾病。长期咀嚼槟榔会导致三种癌症基因的超甲基化—— 一种能够抑制肿瘤，一种可以修复DNA，还有一种负责搜寻出单个的癌细胞，并使其自我毁灭。建立这一联系的印度瑞莱恩斯生命科学公司（Reliance Life Sciences）开发了一项测试来测量这些基因的甲基化程度。该公司的科学家之一南伽亚·萨若纳斯博士（Dr. Dhananjaya Saranath）表示："我们希望将这三个基因附近的甲基化程度作为预测指标，以定性地判断一个人患口腔癌的概率有多大。"[18] 最终，诸如此类的测试可能会成为测量癌症风险的一个庞大的工具，从而可以实现更早的诊断和更高的存活率。

"吾生也有涯，而知也无涯。"对于表观遗传学，我们目前正处于一种"越了解就越想不通"的阶段。但是有一件事情是很明确的，那就是我们所知道的那些对我们有害的东西最终可能也会对我们的后代造成伤害，因为表观遗传标记会代代相传。所以，每天抽两包烟、体重严重超标可能会让你的孩子，甚至是他们的孩子更容易患上疾病。

但是，是否可以利用甲基化标记物对我们的孩子产生积极的影响呢？叶酸和维生素 B_{12} 对小鼠起作用，那么它们是否也会对人类产生同样的作用呢？如果在你的记忆中，你的家族成员有一些体重方面的问题，那么甲基化标记物是否能够阻止这些体重问题被遗传给你的孩子呢？事实就是，我们目前还不甚明了，而且我们甚至都不知道我们究竟不知道些什么。

我们所不知道的第一件事就是，我们还没有完全理解哪些基因是被哪些甲基供体关闭或者减弱的。例如，一种影响头发颜色的基因的甲基化可能会导致无害的改变，但是同样的过程如果引发了头发颜色基因的甲基化，可能也会抑制肿瘤抑制因子。让事情变得更为复杂的是，甲基化停止信号往往落在转座子，也就是那些跳跃基因的附近。当这个转座子插入基因组中的其他位置时，它可能同时携带着甲基化标记物，在那里它们可以将自己附着到另外一个基因上，从而减弱该基因的表达，或者至少减小其表达的量。

基于表观遗传效应所产生的一系列潜在的巨大影响，杜克大学研究论文的作者也向任何有兴趣将他们的研究结果应用于人类的科研人员发出了忠告：

这些研究结果表明，那些长期以来被认为是纯粹有益的膳食补充，可能会对人类的表观遗传基因调控的建立产生意想不到的有害影响。

换句话说："各位，我们并不真正了解这里发生的一切。"

需要明确的是，如果你正在备孕，这并不是在建议你扔掉医生给你开的各种维生素。这些维生素有很多值得推荐的理由——正如我们在前面的某一章节中提到的，叶酸在怀孕期间是非常重要的。多项研究表明，叶酸补充剂可以减少可能导致脑部或脊髓发育受损的出生缺陷。这种联系太过密切，以至于政府都明令要求在谷物中添加叶酸，就像在饮用水中添加氟化物（被认为有助于防止龋齿）一样。实施这一举措之后，与孕妇叶酸缺乏相关的疾病，如脊柱裂，也相应地有所减少了。[19]

　　这的确是一件很美妙的事情，但可能并不是故事的全部。我们对表观遗传学的认识是如此不成熟，以至于我们必须警惕那些意想不到的后果。我们并不知道将甲基供体注入食物供应中，其他的基因可能会受到怎样的影响，而且有可能再过很多年，我们也未必会知道。

　　当孕妇需要早产时，医生通常会给她注射一种叫作"倍他米松"（betamethasone）的药物，以促进胎儿的肺成熟，从而极大地提高胎儿存活的概率。然而，现在有迹象表明，如果母亲注射了多剂量的倍他米松，其孩子的多动程度会有所增加，而且总体的发育速度也比较缓慢。多伦多大学最近的一项研究表明，这些影响可能会持续多代。[20] 这项研究的领导者认为，倍他米松会引起胎儿的表观遗传变化，进而会传给胎儿自己的后代。一位专门治疗早产儿的医生表示，这项研究"可怕得让人无法理解"。

　　维生素和药物除了它们本来的作用以外，还能够引起甲基化，然而这仅仅是一个开始。现在我们开始看到一些实际用来影响甲基化模式的药物进入市场。该类第一种药物在 2004 年获得了美国食品药品监督管理局（FDA）的批准——阿扎胞苷（azacitidine），它被认为是治疗 MDS（骨髓增生异常综合征）的一大突破。MDS 是一种很难治疗的血液疾病，而且往往会导致潜在的致命性的白血病——任何一种治疗 MDS 的全新药物都将是一个重大的进展。阿扎胞苷能够抑制血细胞中某些基因的甲基化，帮助恢复正常的 DNA 功能，降低 MDS 发展成为白血病的风险。阿扎胞苷的引入让人们欢欣鼓舞，正如美国南加州大学生物化学与分子生物学教授彼得·琼斯（Peter Jones）所说：

> 在一种全新的疗法——表观遗传疗法中，这是第一种获批的药物。这不仅对治疗 MDS 有潜在的重大意义，而且对许多其他的疾病也是如此。[21]

当然，在琼斯博士及其同事的报告中，他也指出：

> 很明显，我们才刚刚开始了解表观遗传学对人类疾病的巨大贡献，未来可能还有很多的惊喜在等待着我们。[22]

"未来还有很多的惊喜"——他说的一点儿都没错。在阿扎胞苷获批 6 个月后，约翰·霍普金斯大学的研究人员发表了他们对两种药物的表观遗传学效应的调查研究报告，其中一种药物与阿扎胞苷的化学结构相似。[23] 这些药物几乎都是用新的甲基化模式喷涂基因组，在关闭一些基因的同时也打开了另外一些基因——关闭和打开的基因数量都有数百个。

不要误会我的意思，我想要说的是表观遗传学在对人类健康产生积极的影响方面有着不可思议的潜力。美国罗格斯大学的方明珠教授研究了绿茶对人类细胞系的影响。他发现，绿茶中的化合物可以抑制甲基化标记物插入基因，从而可以帮助对抗结肠癌、前列腺癌和食道癌。这些基因的甲基化会使它们不再具有抑制癌症的作用——通过抑制这些基因的甲基化，绿茶可以让它们在抗癌斗争中一直战斗下去。

杜克大学最初负责研究维生素在携带鼠灰色基因的小鼠中引发的甲基化作用的研究团队发现，大豆中的雌激素样化合物——染料木黄酮也有类似的甲基化作用。他们推测，染料木黄酮可能还有助于降低人类肥胖的风险，甚至可能有助于解释为什么亚洲人群的肥胖率相对较低。但是，他们的推测同样值得商榷。该研究的作者之一达娜·多利诺伊（Dana Dolinoy）这样说道：

　　　　某种东西少量时可能是有益的，如果变成大量时则可能是有害的。我们根本不知道，我们每天有意或者无意摄入或者接触到的成百上千种的化合物究竟会带来怎样的影响。[24]

人类基因组中有 30 亿对的核苷酸，它们参与了一场庞大而复杂的"舞蹈表演"，由此才造就了我们。当我们开始改变"舞蹈编排"时，我们需要特别地小心谨慎，尤其是考虑到我们目前缺乏足够的准确性。正所谓"牵一发而动全身"：当你试图用"推土机"移动一名"舞者"时，你肯定会铲起不止一名"火箭女郎舞蹈团的舞者"*。

如果你认为这还不够复杂，那么我还要告诉你甲基化标记并不是基因打开或者关闭的唯一途径。我们的体内有一套完整的启动子（promoters）和阻遏子（repressors）系统，它们可以控制特定的基因通过转录成为 mRNA，然后翻译成蛋白质来表达自己的程度。这一系统就相当于一个内部的调节器，它可以打开、关闭，甚至加速特定蛋白质的生成以应对身体不断变化的需求。

例如，人们就是通过这一系统建立起对药物和酒精的耐受

---

* 火箭女郎舞蹈团（The Radio City Rockettes），1925 年成立于美国密苏里州圣路易斯，自 1932 年开始每年都在纽约曼哈顿无线电城音乐厅进行表演，是世界上最著名的舞蹈团之一。——译者注

性的。当某个人饮酒之后，他或她的肝细胞中的基因启动子就会加速产生酶，（还记得乙醇脱氢酶吗？）这有助于解酒。你喝得越多，你的肝脏所产生的乙醇脱氢酶就越多——这是对下一次饮酒的一种生物预期。反之亦然——你可能已经注意到，如果你完全戒酒一段时间，你对酒精的耐受性就会下降，这是因为当你的身体感觉不到对乙醇脱氢酶的正常需求时，就会减缓乙醇脱氢酶的生成。

很多药物也有类似的现象，无论是咖啡因，还是许多处方药。你是否曾经有过这样的经历：在服用了一种处方药之后，产生了一些不愉快的副作用，结果医生告诉你要等待几个星期，然后这些副作用就会自行消失。如果你经历过这样的副作用，而且它们最后确实消失了，那么你实际上经历了另外一种形式的基因表达。你的身体通过促进或者抑制某些特定基因的表达来适应这种药物的存在，而这些基因能够帮助你处理这种药物。

尽管已经取得了一些进展，但是我们对可能的表观遗传效应和母体效应还知之甚少，如果你真的想知道"少"到何种程度，不妨看看下面的事例。在 2001 年 9 月 11 日纽约和华盛顿遭受恐怖袭击之后的几个月里，美国加利福尼亚州晚期流产的数量急剧增加。人们很容易就会认为，有一个明显的、与行为有关的原因可以解释这一现象——过度的情绪压力使得一些准妈妈难以照顾好自己。人们很容易接受这一观点，但是有一件事难以解释——流产的增加只会影响到男性胎儿。[25]

在美国加利福尼亚州，2001 年的 10 月和 11 月，男性胎儿的流产率上升了 25%。在母亲的表观遗传结构或者遗传结构中似乎存在着某种东西——我们目前还不清楚这种东西是什么——感知到了她怀的是一个男孩，并且最终引发了流产。

我们可以推测这种情况发生的原因，但是我们真的不知道真相究竟是什么。在怀孕期间，男性胎儿在生理上对母亲身体的要求更高，而且他们出生之后如果营养不良，也不太可能存活下来。也许我们已经进化出了一种自动的资源保护系统，这一系统在危机时刻就会被触发——许多女性和少数强壮的男性会给整个人群带来更好的生存机会；而反过来，许多男性和少数女性则未必会带来这种优势。

无论进化的原因是什么，很显然这些孕妇以一种戏剧化的、"自动的"反应对感知到的环境威胁做出了回应。但是，恐怖袭击实际发生的地点距离加利福尼亚州还很遥远，这也让真相变得更加扑朔迷离。而且在这类事件的历史记录中，这已经不是第一次了。1990 年德国重新统一期间，民主德国（统一困难，骚乱动荡，让人们焦虑不安）的女性出生率高于男性。对 20 世纪 90 年代巴尔干冲突期间斯洛文尼亚十日战争之后的出生率进行的一项研究，以及对 1995 年日本神户在阪神大地震之后的出生率进行的另一项研究，都得到了类似的结论。

另一方面，也有证据表明，在经历了激烈的冲突之后，男性的出生率会上升。第一次世界大战和第二次世界大战之后的出生率情况便是如此。最近对居住在英国格洛斯特郡的 600 名母亲进行的一项调查研究显示，那些预测自己会活到很大岁数的母亲比那些预测自己相对没有那么长寿的母亲更有可能生男孩。

由于某种不明的原因，准妈妈的精神状态会引发生理或者表观遗传事件，这些事件可以影响她的妊娠过程以及男性或女性胎儿相对的生存能力。太平盛世，意味着更多的男孩；艰难时期，则意味着更多的女孩。对于表观遗传学，我们需要了解和学习的东西还有很多很多。

表观遗传学在取得第一个重大的突破之时，另一批科学家宣布完成了人类基因组计划。这是一项为期 10 年的规模宏大的研究计划，目的是完整绘制出组成人类 DNA 的 30 亿个碱基对序列。当这一项目完成时，组织者宣布他们已经有效地创建了"组成人体所需的所有手册单页"。[26]

然而，表观遗传学却给沾沾自喜的科学家泼了一盆冷水，把一切计划都打乱了。经过了 10 年的艰苦努力，当科学家走出实验室，却发现他们绘制的基因图谱才仅仅是一个起点。科学界其实可以这么说："谢谢你们精心绘制的图谱。现在，你能告诉我们哪些道路是开放的，哪些道路是封闭的，以方便我们使用吗？"

当然，表观遗传学并不是真的让人类基因组计划变得毫无价值；相反，要想绘制人类表观基因组的图谱就必须先从绘制基因组的图谱开始，而且，目前这项工作已经开始了。2003 年秋天，一群欧洲的科学家宣布了人类表观基因组计划。他们的目标是在甲基化标记物可以附着并且改变某个特定基因表达的每一个位点上都添加一个指示标记。就像他们所说的那样：

人类表观基因组计划的目标是确定所有为 DNA 编码提供功能的化学变化及其关系……从而可以帮助我们更全面地了解人类正常发育、衰老、癌症和其他疾病中的异常基因控制，以及环境对人类健康的作用。[27]

研究资金正在慢慢地注入，他们希望在未来的几年内能够将大部分的表观基因组图谱绘制出来，但是这并不容易。

科学从来就不是一件容易的事情。

第8章

这就是人生：
为什么你和你的 iPod 终将走向死亡

塞思·库克（Seth Cook）患有一种十分罕见的遗传病，他是目前美国患有这种疾病的人中最长寿的幸存者。他的头发已经全部掉光，皮肤上布满皱纹，动脉血管也开始硬化。他的关节也因为关节炎而时不时地疼痛。他每天都要服用阿司匹林和血液稀释剂。

而他只有 12 岁。[1]

塞思患的是早年衰老综合征（Hutchinson-Gilford progeria syndrome，简称 HGPS），通常被称为"儿童早老症"或"早衰症"。早老症是一种极端罕见的疾病——在每 400 万至 800 万名新生儿中，仅有 1 例这样的病例。早老症也是一种非常不公平的疾病。"Progeria"一词来源于希腊语，表示"过早衰老"的意思，出生时患有这种疾病的孩子注定将命途多舛。患有早老症的儿童，其身体衰老的速度是正常人衰老速度的 10 倍。当早老症患者长到大约 1 岁半的时候，他或她的皮肤就开始起褶皱，头发也开始脱落，心血管疾病，比如动脉硬化，以及像关节炎这样的退行性疾病，很快也会随之而来。大多数的早老症患者通常会在十几岁时死于心脏病发作或者中风，目前还没有早老症患者活过 30 岁。

　　早年衰老综合征并不是导致身体老化加速的唯一疾病——但却是最令人心碎的疾病，因为它引起的身体老化的速度是最快的，而且老化过程从出生之日就已经开始了。另有一种早老性疾病叫作"维尔纳综合征"（Werner syndrome），携带这种疾病致病突变的人通常到青春期才会表现出临床症状，因而它有时候也被称为"成人型早老症"。青春期过后，维尔纳综合征患者便开始快速衰老，通常在 50 岁出头的时候就死于与年龄有关的疾病。维尔纳综合征虽然比早年衰老综合征更为常见，但是它仍然非常罕见，其发病率仅为百万分之一。

　　由于这些导致快速老化的疾病都太不常见，所以它们一直以来都不是科学家研究的焦点（也正因为如此，它们才被称为"罕见疾病"）。但是随着科学家意识到，他们已经掌握了正常老化过程的线索之后，情况开始有了改观。2003 年 4 月，研究人员宣布他们已经分离出了导致早老症的突变基因。[2] 这一突变发生在负责产生一种叫作 lamin A（核纤层蛋白 A）的蛋白质的基因上。

在正常情况下，lamin A 为细胞核膜提供了结构上的支持，而细胞核膜的作用是把基因物质集中在靠近细胞中央的一个区域内，以利于实现其功能。lamin A 就好比是支起帐篷的支柱——细胞核膜围绕在它的周围，并由它支撑着。在早老症患者的体内，lamin A 是有缺陷的，因此细胞老化的速度要快得多。

2006 年，另一组研究人员在 lamin A 突变与正常人类衰老之间建立起了联系。美国国立卫生研究院（NIH）的研究人员汤姆·米斯特利（Tom Misteli）和保拉·斯卡斐蒂（Paola Scaffidi）在《科学》杂志上发表报告称，正常老年人的细胞表现出了与早老症患者的细胞相同的缺陷。[3] 这一发现是非常重要的——它第一次证实了，在基因水平上，早老症的加速老化与正常人类的老化过程有关。

这项研究的意义是很深远的。自从达尔文描绘了适应、自然选择和进化的蓝图之后，科学家就一直在为老化在其中所扮演的角色而争论不休。老化难道只是一种日久磨损的过程，就像是你最喜欢的一件衬衫在穿着多年以后，染上了污渍、破了洞，最终磨损殆尽、不能继续再穿了吗？或者它是进化的产物？换句话说，老化是偶然发生的还是有意而为之？

早老症和其他加速老化的疾病表明，老化是预先设定好的过程，它是程序设计的一部分。想想看，如果单个基因错误能够导致婴儿或者青少年加速老化，那么老化就不仅仅是由一生的经久磨损造成的。早老症基因的存在恰好证明了可能是基因控制了老化过程。当然，这也引出了一个你毫无疑问会想到的问题：我们是按照程序走向死亡的吗？

伦纳德·海弗利克（Leonard Hayflick）是现代老化研究的鼻祖之一。20世纪60年代，他发现（有一个特殊的例外）细胞在死亡之前，通常只会分裂固定的次数。细胞增殖（以分裂的方式进行）的这一极限被称为"海弗利克极限"。人类体细胞分裂次数的极限大约是52~60次。[4]

"海弗利克极限"与位于染色体末端的端粒（telomeres）的丢失有关。细胞每分裂一次，就会丢失一点DNA。为了防止信息丢失造成影响，染色体在它们的两端准备了额外的信息，这些信息就是端粒。

想象一下，现在你的手上有一本手稿需要复印50份，但是金考快印*却出其不意地刁难你。他们没有向你收取费用，而是每次复印手稿他们都要拿走最后一页。那么问题就来了——你的手稿有200页，如果每复印一次都将最后一页给他们，那么

---

* 金考快印，现名联邦快递金考，是一家以印务为主要业务的全球连锁公司，总部设在美国得克萨斯州的达拉斯市。——译者注

最后复印的那本手稿就只有 150 页了，无论谁拿到它都将错过四分之一的故事。不过作为一个高度进化的生物体，你拥有想出聪明的解决方案的天赋：你在手稿的末尾增加了 50 页空白页，并给金考快印店提供了一本 250 页的手稿。这样一来，50 本复印手稿都将有完整的故事，除非你决定复印第 51 本，否则你不会丢失有宝贵信息的任何一页。端粒就如同这些空白页；随着细胞的分裂，端粒会不断地缩短，而真正有价值的 DNA 信息却得到了保护。但是一旦细胞分裂了 50~60 次，端粒就基本消失了，好的物质也会处于危险之中。

那么，为什么我们要进化出一个限制细胞增殖的极限呢？

用一个词来概括，那就是——癌症。

如果有一个词汇与"健康"有关，同时还与"恐惧"和"死亡"密切相关，我不知道还有什么词会比"癌症"更贴切的了。癌症就如同是生命的死刑判决，在数百万的家庭中，几乎没有人敢大声地说出这两个字；如果有人真的敢说的话，那也只会是窃窃私语。

你或许已经知道，癌症并不是一种特定的疾病，它是以细胞生长失控为特征的一组疾病的统称。事实上，有些癌症是可以治愈的——许多癌症的存活率和完全康复的概率比其他一些常见的疾病，比如心脏病发作和中风都要高。[5]

正如我们已经讨论过的，我们的身体拥有多重防御癌症的机制。有一些特定的基因负责抑制肿瘤的生长，有一些基因负责创建专门的猎人程序来搜寻和摧毁肿瘤细胞，还有一些基因负责修复对抗癌症的基因。细胞甚至拥有"慷慨就义"的机制：当细胞察觉到自己已被感染或受损时，"细胞凋亡"或"程序性细胞死亡"便会发生；或者当其他细胞发现问题时，也会"说服"危险细胞自杀。除此之外，还有"海弗利克极限"。

"海弗利克极限"是对抗癌症的一种强有力的检查机制——如果细胞中的所有物质都出现了问题，并且发生了癌变，"海弗利克极限"就会阻止细胞肆意增殖，基本上在肿瘤细胞真正开始生长之前就可以将其阻断。如果一个细胞在精疲力竭之前只能分裂特定的次数，那么它就不能无限增殖了，对吧？

就细胞本身而言确实如此，可问题是，肿瘤细胞是一群狡猾的小坏蛋，它们披着细胞的外衣却总爱搞一些偷偷摸摸的把戏，其中之一就跟一种叫作"端粒酶"（telomerase）的酶有关系。还记得"海弗利克极限"是通过端粒来实现的——当它们耗尽时，细胞就会死亡或者丧失增殖能力吧？那么，端粒酶又是做什么的呢？它能够延长染色体末端的端粒。在正常人体细胞中，端粒酶的活性被抑制，因此端粒通常会随着细胞的分裂而缩短。

但是，肿瘤细胞有时可以将端粒酶的活性重新激活，从而使端粒得到更快的补充。当这种情况发生时，遗传信息的丢失就会减少，因为端粒永远不会耗尽。细胞的终止日期被取消了，于是细胞可以永远增殖下去。[6]

肿瘤细胞的成功通常都是借助于端粒酶，超过 90% 的癌变人类肿瘤细胞都使用了端粒酶。这就是它们变成肿瘤的方式——如果没有端粒酶，肿瘤细胞在分裂 50~60 次或者可能更多次之后，就会死亡。由于端粒酶可以使"海弗利克极限"短路，所以肿瘤细胞就可以不受约束地增殖，于是便造成了我们熟悉的"生物学浩劫"。更为糟糕的是，那些成功的肿瘤细胞——我们最想让它们自取灭亡的细胞——已经找到了避开"细胞凋亡"或者"程序性细胞死亡"的方法，它们可以忽略非肿瘤细胞在被感染或损害时服从的自杀命令。用生物学术语来讲，这使得肿瘤细胞"永生化"（immortal）了——它们可以无限分裂。科学家目前正在努力完善一项检测端粒酶活性增加的试验，这或许能为医生提供一种强大的新武器，来帮助发现隐藏的肿瘤细胞。

顺便说一下，"海弗利克极限"的另一个例外是当前政治界、医学界和伦理界辩论的"明星"——干细胞。[7] 干细胞是"未分化的"细胞，也就是说，它们可以分化成多种功能细

胞。生成抗体的 B 细胞只能分裂成另一个 B 细胞，而皮肤细胞
也只能产生另一个皮肤细胞，但是干细胞可以产生多种类型的
细胞——当然，所有干细胞的母亲都是在你母亲腹中形成你的
那个单一的细胞。受精卵（即精子和卵子的结合体）显然必须
能够产生各种细胞，否则你就仍然是一个受精卵。干细胞不受
"海弗利克极限"的限制——它们也是永生化的。它们利用端粒
酶成功修复端粒的方式同某些肿瘤细胞所使用的伎俩如出一辙，
这也正是为什么科学家认为干细胞有治愈疾病和缓解痛苦的潜
力——它们具有变成任何细胞的潜力，而且它们永远不会精疲
力竭。

许多科学家认为，细胞进化出增殖次数限制是预防癌症的
"关键"所在。另一方面，"海弗利克极限"当然也就意味着妥
协，而妥协带来的结果就是老化。一旦细胞达到了极限，就会
停止增殖，生命就会走向死亡。

癌症保护和"海弗利克极限"并不是老化机制进化的唯一
解释。首先，这并不一定能够解释为什么不同的动物，甚至是
密切相关的动物会有如此不同的预期寿命。

有趣的是，我们注意到在哺乳动物中，除了少数例外，体
形大小和预期寿命密切相关。体形越大，寿命越长。（这并不是

说你需要跑到冰激凌店把自己吃成个大胖子——物种的自然体积越大，该物种所有成员的平均寿命也就越长，并非是针对某个个体的体积而言。）大型哺乳动物拥有较长的预期寿命，至少部分地是由于它们具有卓越的修复 DNA 的能力。这只是在一定程度上解释了人类为何能够相对长寿，但是这并不能解释为什么我们这样大型的生物会拥有这些强大的修复机制。[8]

　　有一种理论认为，预期寿命的缩短与外部威胁的增加之间存在着直接的联系。这并不单纯是说被其他物种吃掉的风险会降低动物的预期寿命，当然，尽管它确实如此。一般说来，那些容易被其他物种吃掉的动物，即使它们没有被吃掉，通常也会进化出较短的寿命。如果一个物种面临着巨大的环境威胁和强大的掠食者，那么它就要面临着更大的进化压力，因而在很小的时候就需要进行繁殖，这样它才会更快地进化到成年期。（较短的寿命自然也就意味着较短的世代间隔时间，这使得物种能够以更快的速度进化——这对于面临许多环境威胁的物种来说是非常重要的，同时这也是啮齿动物能够相对较快地产生耐毒性的原因之一。）与此同时，也没有任何真正的进化压力来推动进化出相应的修复机制，以修复那些随着时间的推移而发生的 DNA 错误，因为这个物种中的大多数个体并没有足够长的寿命来经历这些错误。举个例子，如果一个 iPod 你只想拥有一个星期的时间，那么你就不会购买延长保修期的附加服务。但反过来，如果一个物种在其生存的环境中占据了绝对的优势，并且在其生命中的大部分时间里都能够不断繁殖，那么它将在修复累积的 DNA 错误方面获得优势。它存活的时间越长，繁殖的后代也就越多。

我相信程序性老化会给整个物种而不是个体带来进化上的好处。按照这种想法，老化就像是"计划报废"的生物学版本。计划报废是工业上的一种策略，虽然产品制造商们经常会否认这一观念，但是依然会广泛采用：从冰箱到汽车的所有制造商都有意为其产品设计了有限的使用寿命，令产品在被使用了有限的几年之后就报废。这样做有两个方面的原因：一方面可能是为消费者的利益考虑，另一方面这么做必定会给制造商带来好处。首先，这使得产品可以不断地推陈出新、更新换代。其次，这意味着你需要不断地购买新的产品。几年前，一部分人指控苹果公司在超人气的 iPod 的开发中采用了计划报废的策略——它们的电池只有 18 个月左右的寿命，而且无法更换，从而迫使消费者在电池寿命耗尽时不得不购买新型号的产品。（苹果公司如今推出了一个电池更换计划，但它实际上就相当于一个 iPod 更换计划——你只需花费少量的费用，苹果公司就会寄给你一部新的或者翻新的 iPod。）

而生物上的报废，也就是老化，可能是为了达到两个类似的目的。首先，通过清除旧的型号，老化为新的型号腾出了空间，而其最终的目的是为改变，也就是为进化提供空间。其次，老化可以通过消灭病魔缠身的个体来保护整个群体，防止它们感染下一代。通过交配和繁殖，物种便可以不断地改良和升级。[9]

程序性老化的研究前景为各种激动人心的可能性打开了大门。科学家已经在探索将老化机制关闭或者重新开启可能会给人类带来的益处。肿瘤细胞可以利用端粒酶使自己"永生化"，如果能够使端粒酶在肿瘤细胞中发生短路，那么我们或许能够由此获得一种对抗癌症的强大新武器。

在此之前的一年里，那些首次将与早老症有关的老化过程与正常的老化过程联系在一起的研究人员也通过研究证明，人类有可能逆转由早老症引起的细胞损伤。他们在实验室中给早老症细胞贴上了一种"分子创可贴"，并且消除了有缺陷的 lamin A。一周之后，他们治疗的细胞中有 90% 以上看起来都恢复了正常。[10] 研究人员目前还不能在人体内逆转早老症，但每一种新的尝试都是朝着正确的方向迈出的充满希望的一步。这两项研究结合在一起，也并不完全能够带我们通往传说中胡安·庞塞·德莱昂*苦苦寻找的"青春之泉"**，但它们确实很有意思。正常老年人的程序性细胞老化的过程竟然与早老症细胞的老化过程相似。科学家甚至已经能够在实验室中逆转这些老化过程了。最后这两句话中的关键词是什么呢？

"老化"和"逆转"——这是很值得我们期待的事情。

说到期待的事情，这本书是关于生命的：我们为什么是这个样子？我们是谁？我们为什么会按照这样的方式行事？而所有的这些问题都将汇集到一个地方，进化的终极实验室——子宫。

恭喜你，你怀孕啦！

在接下来的 9 个月中，人类数百万年来与疾病、寄生虫、瘟疫、冰期、热浪以及无数其他进化压力的相互作用，更不用说还有一点小浪漫，都将汇集到一起，在遗传信息、细胞增殖、甲基化标记以及种系融合极其复杂的相互作用之下，最终才形成了你腹中的"小人儿"。

你和你的伴侣正在导演着进化之舞，将万古的遗传史传递给你们的下一代。这是一个多么了不起的、令人振奋的、感人肺腑的过程呀！当你来到医院待产，可能会对周围的环境有些

---

* 　胡安·庞塞·德莱昂（Juan Ponce de León），16 世纪西班牙著名的探险家。——译者注

** 　青春之泉，西班牙语为 La Florida，传说位于西印度群岛和佛罗里达，饮此泉水可祛除疾病和返老还童。美国影片《加勒比海盗 4》的故事就是围绕此背景展开的。——译者注

反感，这也情有可原，因为几乎每一个来到这个地方的人都是因为身体欠安，想要祛除疾病或者摆脱死神的纠缠，而你来到这里却是为了给这个世界带来一个小生命。

当你在医院的科室位置一览表中搜寻着你要去就诊的科室时，可能会看到如下信息：

心脏内科

内分泌科

消化内科

普通外科

你一扫而过，继续往下浏览：

血液科

感染科

重症监护病房（ICU）

检验科和病理科

终于，"妇产科"映入了你的眼帘，它正好夹在两个"暖人心房"的科室——神经外科和精神科之间。

于是，你便急匆匆地上了楼，被催促着穿上了医院的病号服，然后护士给你输上了静脉点滴。如果你之前因为生病，而不是怀孕来过医院，那么此时此刻你可能会有种似曾相识的感觉。可是，你即将要迎来一个小生命，他们就不能让这件事情变得轻松有趣一些吗？

当然，所有"医疗剧"的上演都是有充分理由的。据联合国估计，2000 年有超过 50 万的母亲死于由怀孕引起的并发症，但是在发达国家这类的死亡人数不足 1%。所以，毫无疑问，现代医学已经帮助人类消除了分娩所带来的大部分风险。但是这种治疗手段往往是以疾病为导向的——通常将怀孕看作一种需要防控的风险，而不是将其视为一种只需从旁协助的进化奇迹。

也许，充分认识人类与疾病的关系，有助于我们将怀孕和分娩变成一种更加安全和更为舒适的体验。如此，我们不得不发问：为什么进化会让人类以现在的方式进行分娩呢？

同我们的那些遗传学上的"表亲"相比，人类的生育风险更高，时间更长，而且似乎也更为痛苦。从根本上说，这可以追溯到两件事情上——纵横字谜游戏和行进乐队。也许并不是纵横字谜游戏和行进乐队本身，而是因为人类具备了两大典型的特征——硕大的大脑和双足直立行走，才使得我们可以做这两件事情。但是说到分娩，这两种特征却是一个颇为棘手的组合。

　　骨骼发生的适应性的变化使我们能够用双足走路，但同时也改变了人类骨盆的结构——与猴子、猿和黑猩猩的骨盆不同，人类的骨盆通常需要承受整个上半身的重量。（黑猩猩有时也能用两条腿走路，但通常只在携带食物或者蹚水过河和小溪时才会如此。）朝着双足行走的方向进化包括选择一种专门的骨盆，从而使直立行走成为可能——这在真正的进化模式中是一种妥协机制。生物人类学家温达·特里瓦坦（Wenda Trevathan）毕生致力于研究分娩的进化过程，根据她的研究，人类的骨盆在中间部位是"扭曲"的，它开始的时候非常宽，在产道的"入口"处很宽阔，但是往下越来越窄，至"出口"处会对胎儿的颅骨造成挤压。[11]

　　在人类学会用双足走路之后的数百万年里，我们开始进化出更大的大脑。更大的大脑就需要更大的颅骨。最终（在几百万年之后），产道狭窄的人类女性成功生下了大头颅的人类婴儿。顺便说一下，这正是新生儿的头部非常脆弱的原因之一：颅骨实际上是由多块分离的骨头经颅缝连接起来组成的，这使得它在受到产道挤压时具有一定的伸缩性。新生儿的颅骨尚未发育完全，相邻骨头之间的间隙很宽，直到婴儿大约 12 个月到 18 个月大时，这些颅缝才开始闭合，而且直到成年之后才会完全闭合（这比黑猩猩颅缝闭合的时间要晚得多）。

由于大脑袋很难通过狭窄紧绷的产道，所以人类大部分大脑发育都是在出生之后才开始的。当猴子出生时，它们的大脑体积已经是完全成年后的大脑体积的 65% 以上。但是当人类婴儿出生时，其大脑的体积只有成年人的 25%——这也是婴儿在出生后的头 3 个月如此无助的原因之一，此时他们的大脑正处于快速发育的状态。实际上许多医生将这 3 个月称为"怀孕的第四个阶段"（英文写作 the fourth trimester，即第四个"3 个月"）。

最重要的是，人类的产道并不是一个固定不变的形状，所以胎儿必须循着母亲扭曲的产道艰难穿行。当胎儿从母亲的产道露出头时，通常会因为这些扭曲的过程而背对着母亲，这给人类的分娩又增加了一个难度。而黑猩猩和猴子在出生的时候都是面对着它们的母亲。我们可以想象一下：黑猩猩母亲在分娩的过程中蹲坐着，黑猩猩宝宝从母亲的产道中探出个小脑袋来，小脸面朝着它的母亲，那将是一幅多么温馨恬静、爱意浓浓的画面啊！此时，黑猩猩母亲可以伸手从黑猩猩宝宝的脖子后面轻轻抱住它的小脑袋，以帮助它尽快娩出。而在人类的分娩过程中，母亲却不能那样做（即使她可以蹲着），因为宝宝是背对着她的——如果她试图帮助宝宝娩出，就可能会因为操作不当而给宝宝的脖子或者脊椎造成严重的损伤。特里瓦坦认为，硕大的脑袋、为适应直立行走而专门"设计"的骨盆以及胎儿娩出时背对着母亲，这"三重威胁"导致了人类在分娩中出现了近乎普遍的"相互帮助"的传统。而其他的灵长类动物在分娩时通常会选择独自战斗。

如果你暂停片刻，思考一下我们目前所知道的关于进化压力的一切，你就会产生困惑：为什么进化会青睐于使繁殖变得更加危险的适应机制呢？但是，进化通常不会这么做，除非它能使生存的机会更有可能超过增加的繁殖风险。例如，如果一种适应机制能够使多达两倍数量的婴儿长大成人、怀孕生子，那么即使有一小部分的婴儿不能在分娩中存活下来，这种冒险也是值得的。

大脑袋是一种巨大的优势，这一点不容置疑，但是，直立行走呢？为什么我们会朝着这个方向进化呢？为什么我们不是一群聪明的原始人，四脚着地、匍匐爬行到杂货店，或者在树丛中摆荡到图书馆，而要选择在人行道上漫步呢？

显而易见，某种因素促使我们的人类祖先朝着一个与现代黑猩猩或者猿类的祖先不同的方向发生了进化。无论这种因素究竟是什么？它最终引发了一连串进化的多米诺骨牌效应，一系列连锁的适应性变化接踵而至。正如一位名叫伊莲·摩根

（Elaine Morgan，我们稍后会了解更多有关她的事情）的作家所说："当我们的祖先进入上新世（Pliocene，大约 200 万至 500 万年前的地质时代）时，他们还只是一种没有语言的、毛茸茸的四足动物。但是当他们离开那个时代时，却已经没有了多余的毛发，能够直立行走，并且可以相互交流他们最喜欢哪种香蕉了。"[12] 但这还不是全部。除此之外，我们还变得更加肥胖，鼻子也更加突出，鼻孔朝下，而且还丧失了大量的嗅觉。

所以，究竟发生了什么事情呢？

对于人类从四足行走变为双足行走的原因，传统观点是"稀树草原假说"。这一理论的支持者认为，我们的类人猿祖先之所以放弃黑暗的非洲森林，迁徙到了辽阔无边的大草原上，也许是因为气候变化导致了大规模的环境变化，从而驱使他们做出了这种选择。在森林里，食物品种丰富，各种水果、坚果和叶子一应俱全。但是当他们来到热带稀树草原以后，生活顿时变得艰难起来，所以我们的祖先不得不寻找新的途径来获取食物。于是，男性祖先开始勇敢地在食草动物群中狩猎。如此一来，他们不但需要环视四周、寻找食物或者提防掠食者，而且还要为了食物和水源长途跋涉，这些新的情况组合在一起，使得热带稀树草原上的这些原始人类开始直立行走。与此同时，其他的适应性变化也与新的环境有着类似的相关性：狩猎需要使用工具和相互合作，而相对聪明的类人猿能够制造出更好的工具，找到更好的合作伙伴，因而他们能够活得更长久，同时也能吸引更多的异性，而这一过程就会选择更大的大脑。非洲稀树大草原上阳光强劲毒辣，而那些勇士在户外狂奔、追捕猎物的过程中往往会面临身体过热致死的危险，所以他们最终脱去了毛发，裸露的皮肤可以帮助他们的身体散热降温。

不管怎样，这只是传统的理论。

但是伊莲·摩根不是一个墨守成规的人，对于这一理论，她并不买账。摩根是一位多产的威尔士作家，她在 30 多年前就对进化产生了兴趣。当她读到描述稀树草原理论的书时，就立即产生了怀疑。首先，她不明白为什么与繁殖如此密切相关的进化只会为男性的需求所驱动。"整件事情都集中到了男性的身上，"她回忆道，"这一理论的前提是，作为狩猎者的男性发生进化才是最重要的。于是我就开始想：'他们一定是搞错了。'"难道女性和儿童不会对进化造成任何影响吗？

当然会有影响！

当摩根提出质疑的时候，"稀树草原假说"在科学界已经深入人心了。就像大多数根深蒂固的理论一样，那些公然挑战它的人通常会遭到漠视或者嘲笑，但是这并不能阻止伊莲·摩根。毫无疑问，假说中"只有男性驱动进化"的观点是没有道理的，于是摩根着手写了一本书，以揭露这一理论的缺陷。摩根并不想把这本书定位为科学著作，相反，她在书中用一种古老而又高效的利器对狂妄自大的"稀树草原假说"进行了攻击，那就是——常识。

《女人的起源》（*The Descent of Woman*）一书于1972年出版，书中强烈谴责了"男性的行为是人类进化的驱动力"的观点。人类开始用两条腿走路，这样我们就能比用四条腿走得更快？那好，跟猎豹赛跑你能赢吗？甚至一些速度较慢的四足动物也能跑得比我们快。我们脱去毛发是因为男性在追捕羚羊时太热了？那好，为什么女性的体毛比男性的还少呢？那些在热带稀树草原上奔跑的其他没有毛发的动物又该如何解释呢？没错，这一理论漏洞百出，根本经不起推敲。所有无毛发的哺乳动物都是水栖动物，或者至少喜欢在泥浆里玩耍，比如说河马、大象和非洲疣猪，但是不存在任何一种无毛发的灵长类动物。在写作调研的过程中，摩根偶然接触到了一位名叫艾利斯特·哈代（Alister Hardy）的海洋生物学家的著作。1960年，哈代提出了一种不同的理论来解释我们与其他灵长类动物的进化差异。他认为，一群林地猿被孤立在了现今埃塞俄比亚附近的一个大岛上，它们经常在环礁湖中涉水、游泳、觅食，被迫适应了水栖生活。大约在 30 年前，当哈代读到伍德·琼斯（Wood Jones）教授写的《人类在哺乳动物中的地位》（*Man's Place among the Mammals*）一书时萌生了这一想法，书中提出了一个问题：为什么人类是唯一有皮下脂肪的陆地哺乳动物？当你捏起你家小狗或小猫的毛皮时，你就能感觉得出皮包骨头与皮肤下面附着脂肪的不同。哈代是一名海洋生物学家，他立即联想到了水生哺乳动物，比如河马、海狮和鲸鱼，所有这些动物都有皮下脂肪。他认为只有一个原因能够解释为什么人类会具有原本只有水栖或者半水栖哺乳动物才具有的特征——人类曾经有过一段水栖或者半水栖的历史。

那就是水猿。

没有人认真对待哈代的理论，甚至都没有人以足够严肃的态度去反驳它，直到伊莲·摩根出现。她对这一理论有着极大的兴趣，到我撰写本书时已经为此出版了 5 本著作。

摩根建立了一套令人信服的理论，也就是我们现在已知的"水猿假说"。以下是其核心观点：在很长的一段时间里，我们的类人猿祖先都生活在水中和水的周围。他们学会了捕鱼，并且在潜水寻找食物的过程中学会了长时间屏住呼吸。与那些只能适应陆地生活的"表亲"相比，能够同时在陆地和水中生存的能力使他们在躲避掠食者时可以有双重选择——当被豹子追捕时，半水栖猿类可以快速地潜入水中；当被鳄鱼追赶时，他们又能迅速地跑进丛林里。在水中生活的猿类自然会朝着双足直立行走的方向进化——直立使他们在向更深的水域探索时仍然能够保持呼吸，水能够帮助支撑他们的上半身，因而双足也能更轻松地支撑他们的身体。

首先，水猿理论解释了为什么人类和许多其他水栖哺乳动物一样失去了皮毛——可以减少水中活动的阻力，流线型的身体使我们在水中更加自如地活动。其次，这一理论还解释了为什么人类的鼻子高挺、鼻孔朝下——这使我们可以潜水。其他唯一有突出鼻子的灵长类动物（我们目前所知道的）有着与其鼻子的特点很吻合的名字，叫作"长鼻猴"，而它恰好也是一种半水栖动物，能够用两条腿蹚水过河，并且擅长游泳。

最后，水猿理论或许可以解释为什么人类会有厚厚的皮下脂肪。就像其他水栖哺乳动物，比如海豚和海豹一样，我们在水下游动时，皮下脂肪可以帮助我们保存热量。人类的婴儿在出生时也比刚出生的黑猩猩或者猴子拥有更多的脂肪。为腹中胎儿提供所有这些多余的脂肪对于母亲来说是一种额外的负担，所以这种进化过程就需要一种合理的解释。大多数科学家都认为，这有助于给婴儿保暖。（还记得棕色脂肪吗？那种通常只能在人类新生儿身上发现的特殊的生热脂肪。）伊莲·摩根认为，除了让婴儿保持温暖以外，多余的脂肪也有助于婴儿在母亲腹中保持漂浮的状态。由于脂肪的密度比肌肉小，所以体内较高比例的脂肪可以增加身体的浮力。

关于半水栖猿的争论还远未结束。大多数的主流人类学家仍然赞同"稀树草原假说"。支持"半水栖猿"的一方与主张"稀树草原"的一方争执不下、相互攻击，如此一来，只会更加激起双方的不满情绪，使问题变得更加难以解决。在科学界的这场旷日持久的论战中，有一点被大家忽视了，就是"水猿假说"真正主张的观点是什么。它并不是说有一群类人猿主要在水下生活，只是偶尔浮出水面进行换气，就像鲸鱼一样。英国有一位名叫阿尔吉斯·库里乌卡斯（Algis Kuliukas）的电脑程序员在其妻水中分娩之后，阅读了摩根的著作。他很震惊地发现，许多反对摩根理论的学者竟然坦率地承认，人类祖先可能曾经在水中生活了一段时间，并且这段水栖生活可能影响了人类的进化。既然已经承认了这种可能性，那么他们究竟在大惊小怪些什么呢？

库里乌卡斯意识到，关于这一理论的大部分争论都与人们不太理解这一理论真正主张的观点是什么有关系。他这样写道：

（一些批评者）……从未真正搞懂这一理论到底是什么。他们以为自己弄明白了，但事实上他们的理解是错误的。他们以为这一理论是想告诉我们人类曾经经历了某些几乎变成美人鱼或者其他什么东西的"阶段"，基于这种认识，他们才会驳斥这一理论，认为它纯属无稽之谈。[13]

因此，库里乌卡斯决定尝试给"水猿假说"做一个简单的总结，以正视听：

水在人类进化中所起到的自然选择推动作用，要比在我们的猿人表兄弟的进化中所起的作用大得多。因此，能够更好地适应以水为媒介的运动（如涉水、游泳、潜水）以及更可能以从这些栖息地获得的食物资源为食，便成为人类和其他猿类诸多主要生理差异的最好的阐释。

这样的一个总结听起来很像常识，你不觉得吗？

我们不妨设想，艾利斯特、伊莲和阿尔吉斯的观点是正确的。我们的一些祖先曾经在水中和水域周围生活了很长一段时间，以至于影响了我们的进化。我们可以进一步假设，正是在这样的环境中，我们第一次学会了用双脚站立。这反过来又改变了我们的骨盆，扭曲了产道，使分娩变得更加困难。那么这就意味着，第一次双足分娩可能是半水栖猿类在半水栖的环境中发生的。

然而，这仍然不能解释为什么会缺乏对抗双足行走以及由于骨盆形状改变所带来的生殖风险的进化压力。除非，水以某种方式改变了其中的影响因素，并使分娩过程变得更容易。如果真是这样的话，那么大多数的进化压力就会倾向于那些水猿从双足直立行走中所获得的优势。

但是，如果水使骨盆开口较小的水猿更容易分娩，那么水不也应该可以让骨盆开口较小的人类更容易分娩呢？

相传第一次医学上的水中分娩发生在 19 世纪初的法国。当时一名产妇已经阵痛了 48 个小时以上，接生人员想尽一切办法帮助她分娩，这时一位助产士建议温水浴或许能够帮助产妇放松。据传，这名产妇进入浴缸后不久，宝宝就出生了。

俄罗斯研究人员伊戈尔·塔卡科夫斯基（Igor Tjarkovsky）通常被誉为"现代水中分娩之父"。他在 20 世纪 60 年代设计了一种专门用于水中分娩的特殊的水箱，但是直到大约 20 世纪 80 年代初，他的这一发明才真正开始在西方流行起来。然而，医疗机构的反应并不令人鼓舞。在医学期刊和大众媒体上，医生发表评论说水中分娩很危险，充满了无法让人接受的感染和溺水的风险。直到 1999 年，伦敦儿童健康研究所的露丝·吉尔伯特（Ruth Gilbert）和帕特·图基（Pat Tookey）发表了一篇重要的研究报告，他们的研究证明水中分娩至少和常规的分娩方法一样安全，而所有那些对水中分娩悲观绝望的预测大部分都是毫无根据的。

2005 年意大利发表的一项研究也证实了水中分娩的安全性，该研究还证明水中分娩具有一些令人惊叹的优势。这些意大利的研究人员对 8 年间同一个医疗机构的 1 600 例水中分娩的案例与同一时间、同一地点的常规分娩的案例进行了对比。[14]

首先，无论是母亲还是新生儿，受感染的概率都没有增加。事实上，水中分娩提供了一种额外的保护措施，可以使新生儿免受吸入性肺炎的感染。婴儿在感觉到扑面而来的空气之前，是不会大口喘气进行呼吸的；当他们在水中的时候，所有哺乳动物都具有的"潜水反射"会使他们屏住呼吸。(胎儿在母亲的子宫里确实会"呼吸"，但他们实际上吸入的是羊水，而不是空气，这也是肺部发育的关键环节。) 在常规分娩中，一旦婴儿感觉到面部接触到了空气，就会立刻开始呼吸；如果他们在医生将其面部清洁干净之前就大吸了一口气的话，他们很可能会吸入排泄物或者"分娩残留物"，从而导致肺部发生感染，即感染吸入性肺炎。但是如果婴儿在水中分娩，就不会面临这种风险——在被抱出水面之前，他们不会从胎儿血液循环切换到正常血液循环，因而不会有吸入水的风险，并且在婴儿离开水面、进行第一次呼吸之前，接生人员也有足够的时间在水下对他们的面部进行清洗。

这项研究还揭示了水中分娩的许多其他好处。对于第一次在水中分娩的母亲来说，她们分娩的第一产程时间要短得多。无论是帮助产妇放松紧张的神经还是疲惫的肌肉，或者有其他的一些影响，水都明显加速了分娩过程。产妇在水中分娩可以大大减少外阴创伤，避免被实施会阴切开术——一种在分娩过程中为了扩大产妇阴道开口以防止由于会阴撕裂造成的并发症而进行的外科切开术，目前在很多医疗机构已经成为一种常规的妇产科手术。大多数情况下，会阴切开术都没有必要进行——水就可以帮助扩大产妇的阴道开口。[15]

也许最值得注意的应该是，绝大多数在水中分娩的产妇都不需要使用止痛药。只有 5% 的产妇在开始进行水里分娩时要求进行硬膜外麻醉；相比之下，在通过常规方式进行分娩的产妇中，有 66% 的产妇会要求这么做。

人类新生儿在水中的行为给我们提供了另外一个撩拨人心

的启示，那就是水猿假说是站得住脚的。早在 1939 年，一位名叫默特尔·麦格劳（Myrtle McGraw）的儿童发展研究人员就记录了新生儿在水中的这些惊人的能力——非常年幼的婴儿不仅能够条件反射式地屏住呼吸，而且还能够进行有节奏的运动，推动他们在水中顺利前行。麦格劳博士发现，这种"亲水"的行为是本能的，而且直到婴儿大约 4 个月大时，这种水中的协调运动才会变得不那么有组织性。[16]

对于那些生活在炎热干旱的非洲稀疏大草原上、已经进化成型的动物来说，原始的游泳能力将是一种非常令人惊讶的本能，特别是当这种动物出生时相对无助，除了进食、睡觉和呼吸，几乎没有其他本能行为的时候。

对了，还有哭泣。怎么能忘记哭泣的本能呢？如果你有孩子的话，你一定不会忘记。

给你的宝宝几年时间，他或她就会用哭泣做交易，哭着喊着问你"为什么"：我为什么要上床睡觉？你为什么要去上班？为什么我不能在早餐时吃甜点？为什么我的肚子会痛？为什么……

你告诉你的小宝贝，不懂的问题要随时提出来。这就是这本书的全部内容。问题主要有两大类，每一类需要重复许多次。

第一类问题是："为什么？"

为什么那么多的欧洲人会遗传一种将铁沉积在器官中的遗传病？

为什么绝大多数患有 1 型糖尿病的人都来自北欧？

为什么疟疾想让我们卧病在床，而普通的感冒却要让我们继续工作？

为什么我们有那么多似乎没什么用处的 DNA ？

第二类问题当然是："我们能够做些什么呢？"

基于血色素沉积症能够保护人们免受瘟疫侵袭的观点，我们能够做些什么呢？

基于糖尿病可能是人类在最后一次冰期中的适应机制的观点，我们能够做些什么呢？

疟疾让我们卧床不起，感冒让我们四处走动，都是为了让我们帮助它们传播病原体，理解了这一点对我们来说意味着什么呢？

我们拥有的所有遗传密码可能都来源于病毒，并且我们的基因有时会在基因组中跳跃，这又代表什么呢？

唉，我们能够做的还不是太多。

只不过是通过限制细菌对铁元素的利用以找到对抗感染的新方法，并为那些体内缺乏铁元素的人提供更好的治疗，因为在传染性很强的环境中，体内缺铁实际上是对感染的一种天然防御。

只不过是通过引导我们对动物，比如利用高血糖应对寒冷气候并成功存活下来的林蛙进行研究和探索，以开辟令人兴奋的新的研究途径。

只不过是引导我们寻找将传染性病原体的进化从有害转向无害的方法，而不是发动一场我们可能永远都无法取胜的抗生素战争。

只不过是……谁知道呢？

如果我们不问，我们就永远找不到答案。

结　语

当你读完这本书时，希望你能够明白三件事。第一，生命处于一种持续的创造状态。进化永远都不会停止，它就围绕在你的身边，随着我们的发展而不断变化。第二，世界上没有任何东西是孤立存在的，包括我们人类、动物、植物、微生物以及其他的一切事物，都在一起发生着进化。第三，我们与疾病的关系往往比我们以前所认识到的要复杂得多。

毕竟，生命是一份复杂的礼物——几乎不可能的生物学、化学、电学和工程学的组合，构成了一个不可思议的整体，其复杂程度远远超过各部分的总和。整个宇宙都在朝着混乱无序的方向发展，如果所有的力量都在为制造混乱而努力，那么我们中的大多数人依然能够长寿而又幸福地生活，这简直就是一个奇迹。这就是为什么我们不应该把自己的健康当成理所当然的事情，而应该怀着对生命的敬畏之心来感激我们所拥有的一切。

当你在思想上发生了这样的飞跃时——当你想到你的健康是上天赐予你的礼物，想到在宇宙中所有令人费解的力量都在奔向混乱的情况下，你依然能够享受幸福的生活时——它将重新定位你对事物的认识，让你对地球上这无比美丽和复杂的生命设计充满深深的敬意。经过数十亿年的磨砺，生命被一次又一次地创造，再创造，如此复杂和耗费时间的事情，必须心甘情愿，付出爱之努力。

地球上的生命复杂得令人难以置信，而且千变万化，同时它又有着如此简单的起源和发展过程，对于这些我们了解得越多，就越觉得生命像是一个奇迹，而且它依然在继续。

生命，原本就是一个进化的奇迹。

注　释

引　言

[1]　Ann McIlroy, "Teenager Sharon Moalem Suspected His Grandfather's Alzheimer's Was Linked to a Buildup of Iron in His Brain. Years Later, He Proved It," *Globe and Mail*, January 31, 2004.

[2]　此处提到的为血色素沉积症进行的血检包含以下项目：血清总铁结合力（TIBC）、血清铁（serun iron）、铁蛋白（ferritin）和运铁蛋白饱和度（transterrin saturation）。也可使用商业基因测试（很贵很贵）来检测血色素沉积症突变基因，不过我个人并不推荐这类基因检测，除非有预防个体基因歧视的强有力法规出台。

[3]　E. R. Stiehm. 2006. Disease versus disease: how one disease may ameliorate another. *Pediatrics* 117(1):184–191; Randolph M. Nesse and George C. Williams, "Evolution and the Origins of Disease," *Scientific American*, November 1998; R. M. Nesse. 2001. On the difficulty of defining disease: a Darwinian perspective. *Med Health Care Philos* 4(1):37–46; E. E. Harris and A. A. Malyango. 2005. Evolutionary explanations in medical and health profession courses: are you answering your students'"why" questions? *BMC Med Educ* 5(1):16.

[4]　S. R. Gill, M. Pop, R. T. Deboy, et al. 2006. Metagenomic analysis of the human distal gut microbiome. *Science* 312(5778):1355–1359.

[5]　参见 pages 183–198 in Lenny Moss, *What Genes Can't Do* (Cambridge, MA: MIT Press, 2003); pages 8–47 in Michael Morange, *The Misunderstood Gene*

(Cambridge, MA: Harvard University Press, 2001); H. Pearson. 2006. Genetics: what is a gene? *Nature* 441(7092):398–401。

第 1 章　走出补铁的误区

[1]　Kathleen Johnston Jarboe, "Baltimore Business Executive Runs for His Life and Lives of Others," *The Daily Record*, April 22, 2005. 关于血色素沉积症，有一本很棒的索引著作 C. D. Garrison, Iron Disorders Institute, *The Iron Disorders Institute Guide to Hemochromatosis* (Nashville,TN: Cumberland House, 2001)。观看 NBC（美国全国广播公司）对阿兰的专访，请浏览 www.irondisorders. org/Aran/。

[2]　F. M. Morel and N. M. Price. 2003.The biogeochemical cycles of trace metals in the oceans. *Science* 300(5621):944–947; D. J. Erickson III and J. L. Hernandez. 2003. Atmospheric iron delivery and surface ocean biological activity in the Southern Ocean and Patagonian region. *GeoPhys Res Lett* 30(12):1609–1612; J. H. Martin, K. H. Coale, K. S. Johnson, et al. 2002. Testing the iron hypothesis in ecosystems of the equatorial Pacific Ocean. *Nature* 371:123–129; Richard Monastersky, "Iron versus the Greenhouse," *Science News*, September 30, 1995; Charles Graeber, "Dumping Iron," *Wired*, November 2000.

[3]　此部分内容观点直接来源于 E. D. Weinberg and C. D. Garrison, *Exposing the Hidden Dangers of Iron: What Every Medical Professional Should Know about the Impact of Iron on the Disease Process* (Nashville, TN: Cumberland House, 2004)。

[4]　N. E. Cantor, *In the Wake of the Plague: The Black Death and the World It Made* (New York: Perennial/HarperCollins, 2002); J. Kelly, *The Great Mortality: An Intimate History of the Black Death, the Most Devastating Plague of All Time* (New York: HarperCollins, 2005).

[5]　Gabriele de'Mussi, *Istoria de morbo siue mortalitate que fuit de 1348*, page 76 in G. Deaux, *The Black Death, 1347* (New York: Weybright and Talley, 1969). 欲获知更多以瘟疫作为文学母题的内容，可参见 www.brown.edu/Departments/Italian_Studies/dweb/plague/perspectives/de_mussi.shtml。

[6]　关于犹太逾越节仪式与瘟疫预防之间可能的关联，有趣的描述可参见 M. J. Blaser. 1998. Passover and plague. *Perspect Biol Med* 41(2):243–256。

[7]　Agnolo di Tura, Seina Chronicle, 1354, pages 13–14 in W. M. Bowsky, *The*

Black Death: A Turning Point in History (New York: Holt, 1971).

[8] 在最近发生的一些瘟疫案例中，被感染的男女比例大致持平，这可能得益于饮食的改进，食用谷物和加工食品都有助于补铁，参见 S. R. Ell. 1985. Iron in two seventeenth-century plague epidemics. *J Interdiscip Hist* 15(3):445–457，该文研究了黑死病的流行病学，以及年轻人最易受感染的问题。

[9] 格雷厄姆·特威格（Graham Twigg）有一篇很棒的文章，附有伦敦大瘟疫期间的教会堂区地图，可浏览 www.history.ac.uk/cmh/epitwig.html，该文最早发表于 *Plague in London: Spatial and Temporal Aspects of Mortality*, in *Epidemic Disease in London*, ed. J. A. I. Champion, Centre for Metropolitan History Working Papers Series, No. 1 (1993)。

[10] 关于血色素沉积症与瘟疫之间的可能关联，相关原始论文可参见 S. Moalem, M. E. Percy, T. P. Kruck, and R. R. Gelbart. 2002. Epidemic pathogenic selection: an explanation for hereditary hemochromatosis? *Med Hypotheses* 59(3):325–329。关于铁在细菌感染中的重要性，更多信息可参见 S. Moalem, E. D. Weinberg, and M. E. Percy. 2004. Hemochromatosis and the enigma of misplaced iron: implications for infectious disease and survival. *Biometals* 17(2):135–139。

[11] 研究者正打算直接测试血色素沉积症患者巨噬细胞的战斗能力，不过在最近的一项研究中，研究者发现，导致结核的微生物结核杆菌（*Mycobacterium tuberculosis*）更难于从血色素沉积症患者的细胞中获取铁元素。既然绝大多数病原菌（比如被认为引发了黑死病的鼠疫杆菌）和真菌的传染需要依靠铁，所以研究者认为，这可能是让血色素沉积症突变在西欧如此普遍的因素。以下文献涉及文中提到的若干实验：O. Olakanmi, L.S. Schlesinger, and B. E. Britigan. 2006. Hereditary hemochromatosis results in decreased iron acquisition and growth by Mycobacterium tuberculosis with human macrophages. *J Leokoc Biol* (Epub October 12, 2006, ahead of print); O. Olakanmi, S. Schlesinger, A. Ahmed, and B. E. Britigan. 2002. Intraphagosomal Mycobacterium tuberculosis acquires iron from both extracellular transferrin and intracellular iron pools: impact of interferon-gamma and hemochromatosis. *J Biol Chem* 277(51):49727–49734。千万不要以为血色素沉积症患者就对传染病完全免疫。有一种微生物能对患者造成巨大损伤，名叫创伤弧菌（vibrio vulnificus）。这种微生物常见于海鲜和海水中，它用一种独特的方式获取铁，让血色素沉积症患者更加容易受感染。关于创伤弧菌的更多内

容，可参见 J. J. Bullen, P. B. Spalding, C. G. Ward, and J. M. Gutteridge. 1991. Hemochromatosis, iron and septicemia caused by Vibrio vulnificus. *Arch Intern Med* 151(8):1606–1609。想了解更多关于弧菌的有趣事实，可参考 CDC（疾病控制与预防中心）和 FDA（食品及药物管理局）网站 www.cdc.gov/ncidod/dbmd/diseaseinfo/vibriovulnificus_g.htm；www.cfsan.fda.gov/~mow/chap10.html。

[12] 关于血色素沉积症起源问题的更多讨论可参见 N. Milman and P. Pedersen. 2003. Evidence that the Cys282Tyr mutation of the HFE gene originated from a population in Southern Scandinavia and spread with the Vikings. *Clin Genet* 64(1):36–47; A. Pietrangelo. 2004. Hereditary hemochromatosis—a new look at an old disease. *N Engl J Med* 350(23):2383–2397; G. Lucotte and F. Dieterlen. 2003. A European allele map of the C282Y mutation of hemochromatosis: Celtic versus Viking origin of the mutation? *Blood Cells Mol Dis* 31(2):262–267。

[13] 关于古代放血疗法的趣味科学读物，可参见 chapter 6, "A Bloody Good Remedy," in R. S. Root-Bernstein and M. Root Bernstein, *Honey, Mud, Maggots, and Other Medical Marvels: The Science behind Folk Remedies and Old Wives' Tales* (Boston: Houghton Mifflin, 1997); 还有 R. J. Weinberg, S. R. Ell, and E. D. Weinberg. 1986. Blood-letting, iron homeostasis, and human health. *Med Hypotheses* 21(4):441–443. 关于放血疗法的完整历史，可参考 G. R. Seigworth, 1980. Bloodletting over the centuries. *N Y State J Med* 80(13):2022–2028。想看一看美国独立战争时期外科医生放血疗法的工具，可参见 http://americanhistory.si.edu/militaryhistory/exhibition/flash.html?path=1.3.r_70。想了解更多关于放血疗法与退烧的内容，可参见 N. W. Kasting, 1990. A rationale for centuries of therapeutic bloodletting: antipyretic therapy for febrile diseases. *Perspect Biol Med* 33(4):509–516。

[14] J. Murray, A. B. Murray, M. B. Murray, and C. J. Murray. 1978. The adverse effect of iron repletion on the course of certain infections. *Br Med J* 2(6145):1113–1115; R. J. Cantwell. 1972. Iron deficiency anemia of infancy: some clinical principles illustrated by the response of Maori infants to neonatal parenteral iron administration. *Clin Pediatr* (Phila) 11(8):443–449; S. S. Arnon, K. Damus, B. Kompson, et al. 1982. Protective role of human milk against sudden death from infant botulism. *J Pediatr* 100(4): 568–573.

第 2 章　血糖里隐藏的秘密

[1]　欲获取最新的全球糖尿病数据，可参见世界卫生组织官方网站 www.who.int。

[2]　关于古代中医的实践与理念的历史概述，可参见 J. Veith and Ti Huang, *The Yellow Emperor's Classic of Internal Medicine* (Berkeley: University of California Press, 1966); 关于古代中医在当代中国的实践概述，可参见 V. Scheid, *Chinese Medicine in Contemporary China: Plurality and Synthesis* (Durham, NC: Duke University Press, 2002)。

[3]　更多关于美国西南部的皮马印第安人的信息，可参见网站 diabetes.niddk. nih.gov/dm/pubs/pima/obesity/obesity.htm。关于皮马印第安人健康状况的个人数据，参见 G. P. Nabhan, *Why Some Like It Hot: Food, Genes, and Cultural Diversity* (Washington, DC: Island Press/Shearwater Books, 2004)。

[4]　有两本很棒的书讨论这个话题：B. M. Fagan, *The Little Ice Age: How Climate Made History, 1300–1850* (New York: Basic Books, 2000)，中文译本有（美）布莱恩·费根《小冰期》，苏静涛译，浙江大学出版社，2013 年; T. F. Flannery, *The Weather Makers: How Man Is Changing the Climate and What It Means for Life on Earth* (New York: Atlantic Monthly Press, 2005)，中文译本有(美)蒂姆·富兰纳瑞《是你，制造了天气》，越家康译，人民文学出版社，2010年。

[5]　S. Bondevik, J. Mangerud, H. H. Birks, et al. 2006. Changes in North Atlantic radiocarbon reservoir ages during the Allerod and Younger Dryas. *Science* 312(5779):1514–1517; National Research Council (U.S.), Committee on Abrupt Climate Change, *Abrupt Climate Change: Inevitable Surprises* (Washington, DC: National Academies Press, 2002); L. Tarasov and W. R. Peltier. 2005. Arctic freshwater forcing of the Younger Dryas cold reversal. *Nature* 435(7042):662–665; T. Correge, M. K. Gagan, J. W. Beck, et al. 2004. Interdecadal variation in the extent of South Pacific tropical waters during the Younger Dryas event. *Nature* 428(6986):927–929; C. Singer, J. Shulmeister, and B. McLea. 1998. Evidence against a significant Younger Dryas cooling event in New Zealand. *Science* 281(5378):812–814; Richard B. Alley, "Abrupt Climate Change," *Scientific American*, November 2004.

[6]　S. R. Weart, *The Discovery of Global Warming* (Cambridge, MA: Harvard University Press, 2003)。欲了解更多关于大西洋洋流中断带来的影响，可

参见Fred Pearce, "Faltering Currents Trigger Freeze Fear," *New Scientist*, December 3, 2005。

[7] R. B. Alley, *The Two-Mile Time Machine: Ice Cores, Abrupt Climate Change, and Our Future* (Princeton, NJ: Princeton University Press, 2000).

[8] C. Gamble, W. Davies, P. Pettitt, and M. Richards. 2004. Climate change and evolving human diversity in Europe during the last glacial. *Philos Trans R Soc Lond B Biol Sci* 359(1442):243–253; discussion 253–254.

[9] Tom Verducci, "New Details Fuel Controversy Surrounding Williams' Remains," *Sports Illustrated*, August 12, 2003. 如果你对"拯救泰德·威廉斯"行动感兴趣，可浏览网站 www.saveted.net。

[10] 如果你对最新和最重要的低温物理学感兴趣，可浏览 Alcor 公司网站 www.alcor.org。

[11] 关于棕色脂肪和耐寒性的研究，可参见以下论文：B. Cannon and J. Nedergaard. 2004. Brown adipose tissue: function and physiological significance. *Physiol Rev* 84(1):277–359; A. L. Vallerand, J. Zamecnik, and I. Jacobs. 1995. Plasma glucose turnover during cold stress in humans. *J Appl Physiol* 78(4):1296–1302; J. Watanabe, S. Kanamura, H. Tokunaga, et al. 1987. Significance of increase in glucose 6-phosphatase activity in brown adipose cells of cold-exposed and starved mice. *Anat Rec* 219(1):39–44; A. L. Vallerand, F. Perusse, and L. J. Bukowiecki. 1990. Stimulatory effects of cold exposure and cold acclimation on glucose uptake in rat peripheral tissues. *Am J Physiol* 259(5, Pt 2):R1043–R1049; A. Porras, S. Zuluaga, A. Valladares, et al. 2003. Long-term treatment with insulin induces apoptosis in brown adipocytes: role of oxidative stress. *Endocrinology* 144(12):5390–5401。

[12] 关于排尿与寒冷之间关系背后的争论、历史和科学，以及引用的萨瑟兰的文章，可参见 pages 161–176 in B. M. Marriott and S. J. Carlson, Institute of Medicine (U.S.), Committee on Military Nutrition Research, *Nutritional Needs in Cold and in High-Altitude Environments: Applications for Military Personnel in Field Operations* (Washington, DC: National Academies Press, 1996)。

[13] Elizabeth Svoboda, "Waking from a Dead Sleep," *Discover*, February 2005; K. B. Storey and J. M. Storey. 1999. Lifestyles of the cold and frozen. *The Sciences* 39(3), 32–37; David A. Fahrenthold, "Looking to Frozen Frogs for Clues to Improve Human Medicine," *Seattle Times*, December 15, 2004。欲了解更多

关于耐寒对药物效用的影响，可参见 Cold Cures, by Dr. Boris Rubinsky, at www.pbs.org/wgbh/nova/sciencenow/3209/05-cures.html。

[14] Sandra Blakeslee, "New Keory Places Origin of Diabetes in an Age of Icy Hardships," *New York Times*, May 17, 2005。描述糖尿病与耐寒之间关联的原始论文参见 S. Moalem, K. B. Storey, M. E. Percy, et al. 2005.The sweet thing about Type 1 diabetes: a cryoprotective evolutionary adaptation. *Med Hypotheses* 65(1):8–16。欲了解更多关于气候变化与人类进化相关主题内容，可参见 W. H. Calvin, *A Brain for All Seasons: Human Evolution and Abrupt Climate Change* (Chicago: University of Chicago Press, 2002)。

[15] R. C. Hermida, C. Calvo, D. E. Ayala, et al. 2003. Seasonal variation of fibrinogen in dipper and nondipper hypertensive patients. *Circulation* 108(9):1101– 1106; V. L. Crawford, S. E. McNerlan, and R. W. Stout. 2003. Seasonal changes in platelets, fibrinogen and factor VII in elderly people. *Age Ageing* 32(6):661–665; R. W. Stout and V. Crawford. 1991. Seasonal variations in fibrinogen concentrations among elderly people. *Lancet* 338(8758):9–13.

[16] 这项追踪了美国 285 705 名退伍军人、持续两年的大型研究着眼于血红蛋白 A1c 的血浓度，在很长时间里，它在临床上被用于标记血糖含量。血红蛋白 A1c 测试是基于与血红蛋白不可逆地绑定在一起的葡萄糖行为（当与葡萄糖绑定在一起时，血红蛋白就被称为糖化血红蛋白（glycated hemoglobin, GHb）或血红蛋白 A1c。因为在被替代之前，红细胞会为血红蛋白提供至少两三个月的附着时期，因此测量糖化血红蛋白让临床医生和科学家更清楚地看到糖尿病在长时段中，在一个个体身上如何被控制。本书提及的研究可参见 C. L. Tseng, M. Brimacombe, M. Xie, et al. 2005. Seasonal patterns in monthly hemoglobin A1c values. *Am J Epidemiol* 161(6):565–574。

第 3 章　胆固醇升高也有裨益

[1] Ingfei Chen, "Sunlight, a Cancer Protector in the Guise of a Villain?" *New York Times*, August 6, 2002; M. F. Holic. 2004. Sunlight and vitamin D for bone health and prevention of autoimmune diseases, cancers, and cardiovascular disease. *Am J Clin Nutr* 80(6 Suppl):1678S–1688S; J. M. Pettifor, G. P. Moodley, F. S. Hough, et al. 1996. The effect of season and latitude on in vitro vitamin D formation by sunlight in South Africa. *S Afr Med J* 86(10):1270–1272; Anne

Marie Owens, "Second-Guessing the Big Coverup," *National Post*, February 14, 2005; V. Tangpricha, A. Turner, C. Spina, et al. 2004. Tanning is associated with optimal vitamin D status (serum 25hydroxyvitamin D concentration) and higher bone mineral density. *Am J Clin Nutr* 80(6):1645–1649; P. T. Liu, S. Stenger, H. Li, et al. 2006. Toll-like receptor triggering of a vitamin D–mediated human antimicrobial response. *Science* 311(5768):1770–1773; A. Zitterman. 2003. Vitamin D in preventive medicine: are we ignoring the evidence? *Br J Nutr* 89(5):552–572; R. Roelandts. 2002. The history of phototherapy: something new under the sun? *J Am Acad Dermatol* 46(6):926–930.

[2] I. S. Ockene, D. E. Chiriboga, E. J. Stanek III, et al. 2004. Seasonal variation in serum cholesterol levels: treatment implications and possible mechanisms. *Arch Intern Med* 164(8):863–870; M. Bluher, B. Hentschel, F. Rassoul, and V. Richter. 2001. Influence of dietary intake and physical activity on annual rhythm of cholesterol concentrations. *Chronobial Int* 18(3):541–557.

[3] P. Koutkia, Z. Lu, T. C. Chen, and M. F. Holick. 2001. Treatment of vitamin D deficiency due to Crohn's disease with tanning bed ultraviolet B radiation. *Gastroenterology* 121(6):1485–1488.

[4] L. D. Botto, A. Lisi, E. Robert-Gnansia, et al. 2005. International retrospective cohort study of neural tube defects in relation to folic acid recommendations: are the recommendations working? *BMJ* 330(7491):571; D. B. Shurtleff. 2004. Epidemiology of neural tube defects and folic acid. *Cerebrospinal Fluid Res* 1(1):5; B. Kamen. 1997. Folate and antifolate pharmacology. *Semin Oncol* 24(5 Suppl 18):S18-30–S18-39. 本章提到的三位孕妇在怀孕期间晒黑以后生下的孩子有神经管缺陷的例子，参见 P. Lapunzina. 1996. Ultraviolet light–related neural tube defects? Am J Med Genet 67(1):106。

[5] N. G. Jablonski and G. Chaplin. 2000. The evolution of human skin coloration. *J Hum Evol* 39(1):57–106; H. Y. Kong, S. H. Jee, C. C. Sun, and R. E. Boissy. 2003. The patterns of melanosome distribution in keratinocytes of human skin as one determining factor of skin colour. *Br J Dermatol* 149(3):498–505; R. L. Lamason, M. A. Mohideen, J. R. Mest, et al. 2005. SLC24A5, a putative cation exchanger, affects pigmentation in zebrafish and humans. *Science* 310(5755):1782–1786; A. J. Kody, E. M. Higgins, K. Wakamatsu, et al. 1991. Pheomelanin as well as eumelanin is present in human epidermis. *J Invest*

Dermatol 97(2):340–344; Saadia Iqbal, "A New Light on Skin Color," *National Geographic Magazine*, November 2002; Nina G. Jablonski and George Chaplin, "Skin Deep," *Scientific American*, October 2002; Adrian Barnett,"Fair Enough," *New Scientist*, October 12, 2002.

[6] 有关各种类型皮肤肿瘤的案例和数据，可浏览网站 www.cancer.org/docroot/ PED/content/ped_7_1_What_You_Need_To_Know_About_Skin_Cancer.asp. 还可参见pages 57–72 in R. Ehrlich, *Nine Crazy Ideas in Science: A Few Might Even Be True* (Princeton, NJ: Princeton University Press, 2001)。

[7] P. Valverde, E. Healy, I. Jackson, et al. 1995. Variants of the melanocytestimulating hormone receptor gene are associated with red hair and fair skin in humans. *Nat Genet* 11(3):328–330; Robin L. Flanigan, "Will Rare Redheads Be Extinct by 2100?" *Seattle Times*, May 9, 2005; T. Ha and J. L. Rees. 2001. Melanocortin 1 receptor: what's red got to do with it? *J Am Acad Dermatol* 45(6):961–964.

[8] 参见这本杰作pages 10–11, R. S. Root-Bernstein and M. RootBernstein, *Honey, Mud, Maggots, and Other Medical Marvels: The Science Behind Folk Remedies and Old Wives' Tales* (Boston: Houghton Mifflin, 1997); Rajakumar. 2003. Vitamin D, cod-liver oil, sunlight, and rickets: a historical perspective. *Pediatrics* 112(2):e132–e135; M. Brustad, T. Sandanger, Aksnes, and E. Lund. 2004. Vitamin D status in a rural population of northern Norway with high fish liver consumption. *Public Health Nutr* 7(6):783–789; D. J. Holub and B. J. Holub. 2004. Omega-3 fatty acids from fish oils and cardiovascular disease. *Mol Cell Biochem* 263(1–2):217–225。

[9] H. C. Everett. 1964. Sneezing in response to light. *Neurology* 14:483–490. 更多内容可参见R. Smith. 1990. Photic sneezes. *Br J Ophthalmol* 74(12):705; J. Peroutka and L. A. Peroutka. 1984. Autosomal dominant transmission of the "photic sneeze reflex."*N Engl J Med* 310(9):599–600; J. M. Forrester. 1985. Sneezing on exposure to bright light as an inherited response. *Hum Hered* 35(2):113–114; E. W. Benbow. 1991. Practical hazards of photic sneezing. *Br J Ophthalmol* 75(7):447.

[10] L. Wall, S. M. Horn, M. L. Johnson, et al. 2000. Hangover symptoms in Asian Americans with variations in the aldehyde dehydrogenase (ALDH2) gene. *J Stud Alcohol* 61(1):13–17; M. Yokoyama, A. Yokoyama,T. Yokoyama, et al.

2005. Hangover susceptibility in relation to aldehyde dehydrogenase-2 genotype, alcohol flushing, and mean corpuscular volume in Japanese workers. *Alcohol Clin Exp Res* 29(7):1165–1171; K. A. Veverka, K. L. Johnson, D. C. Mays, et al. 1997. Inhibition of aldehyde dehydrogenase by disulfiram and its metabolite methyl diethylthiocarbamoyl-sulfoxide. *Biochem Pharmacol* 53(4):511–518; Janna Chan, "Asian Flush: The Silent Killer," AsianAvenue.com, November 18, 2004.

[11]   参见pages 140–165 in M. Z. Wahrman, *Brave New Judaism: When Science and Scripture Collide* (Hanover, NH: University Press of New England for Brandeis University Press, 2002); K. Skorecki, S. Selig, S. Blazer, et al. 1997. Y chromosomes of Jewish priests. *Nature* 385(6611):32; M. G. Komas, K. Skorecki, H. Ben-Ami, et al. 1998. Origins of Old Testament priests. *Nature* 394(6689):138–140. 近期有一篇论文挑战上述研究，参见 A. Zoossmann-Diskin. 2006. Ashkenazi Levites' "Y modal haplotype" (LMH)—an artificially created phenomenon? *Homo* 57(1):87–100.

[12]   有关亨利·路易斯·盖茨博士更多信息可参见 www.pbs.org/wnet/aalives/science_dna2.html. 也可参见 Editorial. 2001. Genes, drugs and race. *Nat Genet* 29(3):239–240; Emma Daly, "DNA Tells Students Key Aren't Who Key Kought," *New York Times*, April 13, 2005; Marek Kohn,"This Racist Undercurrent in the Tide of Genetic Research," *Guardian*, January 17, 2006; Richard Willing, "DNA Tests to Offer Clues to Suspect's Race," *USA Today*, August 17, 2005。

[13]   参见 R. Cooper and C. Rotimi. 1997. Hypertension in blacks. *Am J Hypertens* 10(7 Pt 1):804–812; M. P. Blaustein and C. E. Grim. 1991. The pathogenesis of hypertension: black-white differences. *Cardiovasc Clin* 21(3):97–114. 更多有关"黑人与血压"的讨论参见 www.mayoclinic.com/health/high-blood-pressure/HI00067. 更多有关奴隶贸易"中间通道"的讨论参见 page 33 of N. I. Painter, *Creating Black Americans: African-American History and Its Meanings, 1619 to the Present* (New York: Oxford University Press, 2006); 也参见 J. Postma, *The Atlantic Slave Trade* (Gainesville: University Press of Florida, 2005); Harold M. Schmeck Jr., "Study of Chimps Strongly Backs Salt's Link to High Blood Pressure," *New York Times*, October 3, 1995; Richard S. Cooper, Charles N. Rotimi, and Ryk Ward,"The Puzzle of Hypertension in African-

Americans," *Scientific American*, February 1999. 关于特定种族或族群的数据，可参见美国政府少数族裔健康办公室网站 www.omhrc.gov。

[14]　参见 pages 43–59 in J. Postma, *The Atlantic Slave Trade* (Gainesville: University Press of Florida, 2005)。

[15]　Stephanie Saul, "F.D.A. Approves a Heart Drug for African-Americans," *New York Times*, June 24, 2005; Kai Wright, "Death by Racism," *Dallas Morning News*, June 25, 2006; 有关该饱含争议的药物的更多信息参见 ww.bidil.com。

[16]　I. Johansson, E. Lundqvist, L. Bertilsson, et al. 1993. Inherited amplification of an active gene in the cytochrome P450 CYP2D locus as a cause of ultra-rapid metabolism of debrisoquine. *Proc Natl Acad Sci U S A* 90(24):11825–11829.

[17]　有关该主题更多信息参见 Bob Holms, "Magic Numbers," *New Scientist*, April 8, 2006; R. Tubbs, J. Pettay, D. Hicks, et al. 2004. Novel bright field molecular morphology methods for detection of HER2 gene amplification. *J Mol Histol* 35(6):589–594.

[18]　Y. Gasche, Y. Daali, M. Fathi, et al. 2004. Codeine intoxication associated with ultrarapid CYP2D6 metabolism. *N Engl J Med* 351(27):2827–2831.

[19]　有关其他国家人口，特别是印度人中 CCR5-Δ32 缺乏的问题，以及 HIV 感染风险上升的问题，参见 Seema Singh Bangalore, " 'Wrong' Genes May Raise AIDS Risk for Millions," *New Scientist*, April 16, 2005; Julie Clayton, "Beating the Odds," *New Scientist*, February 8, 2003; J. Novembre, A. P. Galvani, and M. Slatkin. 2005. The geographic spread of the CCR5-Delta32 HIV-resistance allele. *PLoS Biol* 3(11): e339。

[20]　T. A. Clayton, J. C. Lindon, O. Cloarec, et al. 2006. Pharmaco-metabonomic phenotyping and personalized drug treatment. *Nature* 440(7087):1073–1077; S. K. Tate and D. B. Goldstein. 2004. Will tomorrow's medicines work for everyone? *Nat Genet* 36(11 Suppl):S34–S42; I. Roots, T. Gerloff, C. Meisel, et al. 2004. Pharmacogenetics-based new therapeutic concepts. *Drug Metab Rev* 36(3–4):617–638; R. E. Cannon. 2006. A discussion of gene-environment interactions: fundamentals of ecogenetics. *Environ Health Perspect* 114(6):a382; C. G. N. Mascie-Taylor, J. Peters, and S. McGarvey, Society for the Study of Human Biology, *The Changing Face of Disease: Implications for Society* (Boca Raton, FL: CRC Press, 2004); Jo Whelan, "Where's the Smart Money Going in Biotech?" *New Scientist*, June 18, 2005; 更多信息可参见疾病预防和控制中心

网站 www.cdc.gov/PCD/issues/2005/apr/04_0134.htm。

[21] 有关"未来肿瘤护理的模式",参见 the special May 26, 2006, issue of the journal *Science* 312(5777):1157–1175。

第 4 章 "嘿,蚕豆兄,帮个忙好吗?"

[1] 参见 pages 40–41 in M. Toussaint-Samat, *A History of Food* (Cambridge, MA: Blackwell Reference, 1993); D. Zohary and M. Hopf, *Domestication of Plants in the Old World: The Origin and Spread of Cultivated Plants in West Asia, Europe, and the Nile Valley* (New York: Oxford University Press, 2000); Golenser, J. Miller, D. T. Spira, et al. 1983. Inhibitory effect of a fava bean component on the in vitro development of Plasmodium falciparum in normal and glucose-6-phosphate dehydrogenase deficient erythrocytes. *Blood* 61(3): 507–510。

[2] 引自 R. Parsons, "The Long History of the Mysterious Fava Bean," *Los Angeles Times*, May 29, 1996。

[3] J. Meletis and K. Konstantopoulos. 2004. Favism—from the "avoid fava beans" of Pythagoras to the present. *Haema* 7(1):17–21.

[4] Iwai, A. Hirono, H. Matsuoka, et al. 2001. Distribution of glucose 6-phosphate dehydrogenase mutations in Southeast Asia. *Hum Genet* 108(6):445– 449; A. K. Roychoudhury and M. Nei. *Human Polymorphic Genes: World Distribution* (New York: Oxford University Press, 1988); S. H. Katz and J. Schall. 1979. Fava bean consumption and biocultural evolution. *Med Anthro* 3:459–476; S. A. Tishkoff, R. Varkonyi, N. Cahinhinan, et al. 2001. Haplotype diversity and linkage disequilibrium at human G6PD: recent origin of alleles that confer malarial resistance. *Science* 293(5529):455–462.

[5] 有关这个主题更多讨论可参见 pages 70–91 in G. P. Nabhan, *Why Some Like It Hot: Food, Genes, and Cultural Diversity* (Washington, DC: Island Press/ Shearwater Books, 2004); C. F. Ockenhouse, A. Magill, D. Smith, and Milhous. 2005. History of U.S. military contributions to the study of malaria. *Mil Med* 170(4 Suppl):12–16; A. S. Alving, P. E. Carson, C. L. Flanagan, and C. E. Ickes. 1956. Enzymatic deficiency in primaquine-sensitive erythrocytes. *Science* 124(3220):484–485。

[6] 参见 pages 92–94 in E. Barnes, *Diseases and Human Evolution* (Albuquerque:

University of New Mexico Press, 2005); H. Ginsburg, H. Atamna, G. Shalmiev, et al. 1996. Resistance of glucose-6-phosphate dehydrogenase deficiency to malaria: effects of fava bean hydroxypyrimidine glucosides on Plasmodium falciparum growth in culture and on the phagocytosis of infected cells. *Parasitology* 113(Pt 1):7–18。

[7]　性染色体也有其他可能的组合，包括特纳综合征（Turner's syndrome），患者只有一条运转正常的 X 染色体（XO）；克兰费尔特综合征（Klinefelter syndrome），男性患者拥有一条额外的 X 染色体（XXY）。

[8]　原始研究参见 A. Fugh-Berman and F. Kronenberg. 2001. Red clover (Trifolium pratense) for menopausal women: current state of knowledge. *Menopause* 8(5):333–337; H. W. Bennetts, E. J. Underwood, and F. L. Shier. 1946. A specific breeding problem of sheep on subterranean clover pastures in Western Australia. *Aust J Agric Res* 22:131–138; S. M. Heinonen, K. Wahala, and H. Adlercreutz. 2004. Identification of urinary metabolites of the red clover isoflavones formononetin and biochanin A in human subjects. *J Agric Food Chem* 52(22):6802–6809; M. A. Wallig, K. M. Heinz-Taheny, D. L. Epps, and T. Gossman. 2005. Synergy among phytochemicals within crucifers: does it translate into chemoprotection? *J Nutr* 135(12 Suppl): 2972S–2977S. 更多有关日常食物中"自然"毒素的讨论，可参见 K. F. Lampe, M. A. McCann, and American Medical Association, *AMA Handbook of Poisonous and Injurious Plants* (Chicago: American Medical Association, distributed by Chicago Review Press, 1985); M. Stacewicz-Sapuntzakis and P. E. Bowen. 2005. Role of lycopene and tomato products in prostate health. *Biochim Biophys Acta* 1740(2):202–205; National Research Council (U.S.), Food Protection Committee, *Toxicants Occurring Naturally in Food* (Washington, DC: National Academy of Sciences, 1973); D. R. Jacobs Jr. and L. M. Steffen. 2003. Nutrients, foods, and dietary patterns as exposures in research: a framework for food synergy. *Am J Clin Nutr* 78(3 Suppl):508S–513S; J. M. Kingsbury, *Poisonous Plants of the United States and Canada* (Englewood Cliffs, NJ: Prentice-Hall, 1964). For cassava toxicity see M. Ernesto, A. P. Cardoso, D. Nicala, et al. 2002. Persistent konzo and cyanogen toxicity from cassava in northern Mozambique. *Acta Trop* 82(3):357–362; M. L. Mlingi, M. Bokanga, F. P. Kavishe, et al. 1996. Milling reduces the goitrogenic potential of cassava. *Int J Food Sci Nutr* 47(6):445–454. 有关鹰

嘴豆毒素参见 P. Smirnoff, S. Khalef, Y. Birk, and S. W. Applebaum. 1976. A trypsin and chymotrypsin inhibitor from chick peas (Cicer arietinum). *Biochem J* 157(3):745–751。

[9] 有关这种"药物"诞生的故事，参见 C. Djerassi, *This Man's Pill: Reflections on the 50th Birthday of the Pill* (New York: Oxford University Press, 2001) 和 C. Djerassi, *The Pill, Pygmy Chimps, and Degas' Horse: The Autobiography of Carl Djerassi* (New York: Basic Books, 1992)。

[10] Leigh Dayton, "Australia Exports Poisonous 'Lentils,'" *New Scientist*, October 3, 1992; 更多内容可参见 www.cropscience.org.au/icsc2004/ poster/3/2/1/769_vetch.htm。

[11] J. L. Muller. 1998. Love potions and the ointment of witches: historical aspects of the nightshade alkaloids. *J Toxicol Clin Toxicol* 36(6):617–627.

[12] R. Beverley and L. B. Wright, *The History and Present State of Virginia* (Charlottesville, VA: Dominion Books, 1968); S. Berkov, R. Zayed, and T. Doncheva. 2006. Alkaloid patterns in some varieties of Datura stramonium. *Fitoterapia* 77(3):179–182.

[13] 不同种群的 P450 酶类有相当大的差异，很可能是因为居住在不同的"化学环境"中。我们的身体使用这种细胞色素系统来处理或分解包括处方药在内的化学物质"毒素"。以下重要论文专门研究细胞色素 P450 如何将辣带进小辣椒的辣椒素代谢过程: C. A. Reilly, W. J. Ehlhardt, D. A. Jackson, et al. 2003. Metabolism of capsaicin by cytochrome P450 produces novel dehydrogenated metabolites and decreases cytotoxicity to lung and liver cells. *Chem Res Toxicol* 16(3):336–349. 这些差异将来会应用于基于药物基因组学或药物基因学研究的个性化药物实践，参见 P. Gazerani and L. Arendt-Nielsen. 2005. The impact of ethnic differences in response to capsaicin-induced trigeminal sensitization. *Pain* 117(1–2):223–229.

[14] A. Mathew, P. Gangadharan, C. Varghese, and M. K. Nair. 2000. Diet and stomach cancer: a case-control study in South India. *Eur J Cancer Prev* 9(2):89–97; G. Jancso and S. N. Lawson. 1990. Transganglionic degeneration of capsaicin-sensitive C-fiber primary afferent terminals. *Neuroscience* 39(2): 501–511; D. H. Wang, W. Wu, and K. J. Lookingland. 2001. Degeneration of capsaicin-sensitive sensory nerves leads to increased salt sensitivity through enhancement of sympathoexcitatory response. *Hypertension* 37(2 Pt 2):440–

443. 有很多文章讨论辣椒素的益处，以下只是其中一小部分：E. Pospisilova and J. Palecek. 2006. Post-operative pain behavior in rats is reduced after single high-concentration capsaicin application. *Pain* [Epub June 21, 2006, ahead of print]; A. L. Mounsey, L. G. Matthew, and D. C. Slawson. 2005. Herpes zoster and postherpetic neuralgia: prevention and management. *Am Fam Physician* 72(6):1075–1080; Mary Ann Ryan, "Capsaicin Chemistry Is Hot, Hot, Hot!" *American Chemical Society*, March 24, 2003, 参见 www.chemistry.org/portal/a/c/s/1/feature_ent.html?id=b90b964c5ade11d7e3d26ed9fe800100。

[15]　N. Soranzo, B. Bufe, P. C. Sabeti, et al. 2005. Positive selection on a highsensitivity allele of the human bitter-taste receptor TAS2R16. *Curr Biol* 15(14):1257–1265; B. Bufe, T. Hofmann, D. Krautwurst, et al. 2002. The human TAS2R16 receptor mediates bitter taste in response to betaglucopyranosides. *Nat Genet* 32(3):397–401.

[16]　A. Drewnowski, S. A. Henderson, A. B. Shore, and A. Barratt-Fornell. 1997. Nontasters, tasters, and supertasters of 6-n-propylthiouracil (PROP) and hedonic response to sweet. *Physiol Behav* 62(3):649–655; G. L. Goldstein, H. Daun, and B. J.Tepper. 2005. Adiposity in middle-aged women is associated with genetic taste blindness to 6-n-propylthiouracil. Obes Res 13(6):1017–1023. See pages 118–123 in G. P. Nabhan, *Why Some Like It Hot: Food, Genes, and Cultural Diversity* (Washington, DC: Island Press/Shearwater Books, 2004).

[17]　马铃薯晚疫病的显微图像可参见 http://helios.bto.ed.ac.uk/bto/microbes/blight.htm。

[18]　以下论文是关于一位 65 岁的女性吃了大量芹菜根，并参加一场晒黑沙龙之后发生皮肤反应的事情：B. Ljunggren. 1990. Severe phototoxic burn following celery ingestion. *Arch Dermatol* 126(10):1334–1336. Also see L. Wang, B. Sterling, and P. Don. 2002. Berloque dermatitis induced by "Florida water." *Cutis* 70(1):29–30; Institute of Medicine (U.S.). Committee on Identifying and Assessing Unintended Effects of Genetically Engineered Foods on Human Health, *Safety of Genetically Engineered Foods: Approaches to Assessing Unintended Health Effects* (Washington, DC: National Academies Press, 2004), 44。

[19]　A. Yoshida and E. F. Roth Jr. 1987. Glucose-6-phosphate dehydrogenase of malaria parasite Plasmodium falciparum. *Blood* 69(5):1528–1530; C. Ruwende

and A. Hill. 1998. Glucose-6-phosphate dehydrogenase deficiency and malaria. *J Mol Med* 76(8):581–588; F. P. Mockenhaupt, J. Mandelkow, H. Till, et al. 2003. Reduced prevalence of Plasmodium falciparum infection and of concomitant anaemia in pregnant women with heterozygous G6PD deficiency. *Trop Med Int Health* 8(2):118–124; C. Ruwende, S. C. Khoo, R. W. Snow, et al. 1995. Natural selection of hemiand heterozygotes for G6PD deficiency in Africa by resistance to severe malaria. *Nature* 376(6537):246–249.

[20] 参见 pages 69–83 in E. Barnes, *Diseases and Human Evolution* (Albuquerque: University of New Mexico Press, 2005); and pages 715–722 of K. J. Ryan, C. G. Ray, and J. C. Sherris, *Sherris Medical Microbiology: An Introduction to Infectious Diseases* (New York: McGraw-Hill, 2004). 有关疟疾历史的极为翔实的著作参见 K. F. Kiple, *The Cambridge World History of Human Disease* (New York: Cambridge University Press, 1993). 中文版有（美）肯尼思·F. 基普尔《剑桥世界人类疾病史》，张大庆译，上海科技教育出版社，2007 年。有关疟疾与怀孕的问题参见世界卫生组织网站 www.who.int/features/2003/04b/en/。有关世界范围内疟疾分布和旅行注意事项并附带地图的资料，参见 www.ncid.cdc.gov/travel/yb/utils/ybGet.asp?section=dis&obj=index.htm。

[21] 希波克拉底这本著作的免费电子版可以在麻省理工学院网站 http://classics.mit.edu/Hippocrates/airwatpl.html 上查阅。

[22] M. Susser. 2001. Glossary: causality in public health science. *Epidemiol Community Health* 55:376–378.

[23] 有关这个故事更深入的研究可参见 James Burke, "Cool Stuff," *Scientific American*, July 1997; 也可参见 chapter 10 in J. Burke, *Connections* (Boston: Little, Brown, 1995)。

[24] J. Lederberg. 1999. J. B. S. Haldane (1949) on infectious disease and evolution. *Genetics* 153(1):1–3. For a biographical account of Haldane and his ideas see pages 141–223 in M. Kohn, *A Reason for Everything: Natural Selection and the English Imagination* (London: Faber and Faber, 2004).

[25] P. R. Mayeux, K. C. Agrawal, J. S. Tou, et al. 1988. The pharmacological effects of allicin, a constituent of garlic oil. *Agents Actions* 25(1–2):182–190; M. Zanolli. 2004. Phototherapy arsenal in the treatment of psoriasis. *Dermatol Clin* 22(4):397–406, viii; M. Heinrich and P. Bremner. 2006. Ethnobotany and ethnopharmacy—their role for anticancer drug development. *Curr Drug Targets*

7(3):239–245; X. Sun and D. D. Ku. 2006. Allicin in garlic protects against coronary endothelial dysfunction and right heart hypertrophy in pulmonary hypertensive rats. *Am J Physiol Heart Circ Physiol* (Epub May 26, 2006, ahead of print).

第 5 章　微生物与人类

[1] Donald G. McNeil Jr., "Dose of Tenacity Wears Down a Horrific Disease," *New York Times*, March 26, 2006. 关于由卡特中心主导的消灭计划更深入的研究文章参见 E. Ruiz-Tiben and D. R. Hopkins. 2006. Dracunculiasis (Guinea worm disease) eradication. *Adv Parasitol* 61:275–309. 有关该主题的综述文章参见 R. Muller. 1971. Studies on Dracunculus medinensis (Linnaeus). II. Effect of acidity on the infective larva. *J Helminthol* 45(2):285–288. 真实测试，比如"手脚上的寄生虫如何变得成熟"的实验，参见 pages 788–795 in P. Manson and P. H. Manson-Bahr, *Manson's Tropical Diseases: A Manual of the Diseases of Warm Climates* (Baltimore: W. Wood and Co. 1936). 欲知更多有关卡特中心所做的勇敢而杰出的努力，参见 www.carter center.org。欲知更多有关几内亚线虫及其拉丁名字（dra-KUNK-you-LIE-uh-sis）如何正确发音的信息，参见疾病预防和控制中心网站 www.cdc.gov/Ncidod/dpd/parasites/dracunculiasis/factsht_dracunculiasis.htm。最后，有关几内亚线虫在历史档案中的记录，参见 pages 687–689 in K. F. Kiple, *The Cambridge World History of Human Disease* (New York: Cambridge University Press, 1993)。

[2] 本章提到的"不同的免疫系统"是指主要组织相容性复合体（MHC），最早得名于移植配型。主要组织相容性复合体就像身体用来识别朋友和敌人的细胞条形码。该研究涉及的文献有 C. Wedekind, T. Seebeck, F. Bettens, and A. J. Paepke. 1995. MHC dependent mate preferences in humans. *Proc Biol Sci* 260(1359):245–249; 有关这一现象更加温和的研究可参见 Martie G. Haselton, "Love Special: How to Pick a Perfect Mate," *New Scientist*, April 29, 2006。

[3] F. Backhed, R. E. Ley, J. L. Sonnenburg, et al. 2005. Host-bacterial mutualism in the human intestine. *Science* 307(5717):1915–1920; S. R. Gill, M. Pop, R. T. Deboy, et al. 2006. Metagenomic analysis of the human distal gut microbiome. *Science* 312(5778):1355–1359; Rick Weiss, "Legion of Little Helpers in the Gut Keeps Us Alive," *Washington Post*, June 5, 2006; C. L. Sears. 2005. A dynamic

partnership: celebrating our gut flora. *Anaerobe* 11(5):247–251; F. Guarner and J. R. Malagelada. 2003. Gut flora in health and disease. *Lancet* 361(9356):512–519; M. Heselmans, G. Reid, L. M. Akkermans, et al. 2005. Gut flora in health and disease: potential role of probiotics. *Curr Issues Intest Microbiol* 6(1):1–7; E. D. Weinberg. 1997. The Lactobacillus anomaly: total iron abstinence. *Perspect Biol Med* 40(4):578–583; S. Moalem, E. D. Weinberg, and M. E. Percy. 2004. Hemochromatosis and the enigma of misplaced iron: implications for infectious disease and survival. *Biometals* 17(2):135–139.

[4]   W. G. Eberhard. 2000. Spider manipulation by a wasp larva. Nature 406(6793):255–256; W. G. Eberhard. 2001. Under the influence: webs and building behavior of Plesiometa argyra (Araneae, Tetragnathidae) when parasitized by Hymenoepimecis argyraphaga (Hymenoptera, Ichneumonidae). *Journal of Arachnology* 29:354–366; W. G. Eberhard. 2000. The natural history and behavior of Hymenoepimecis argyraphaga (Hymenoptera, Ichneumonidae) a parasitoid of Plesiometa argyra (Araneae, Tetragnathidae). *Journal of Hymenoptera Research* 9(2):220–240. 技术性没那么强的内容可参见 Nicholas Wade, "Wasp Works Its Will on a Captive Spider," *New York Times*, July 25, 2000。

[5]   引文来自 BBC（英国广播公司）的一篇文章 "Parasite's Web of Death," July 19, 2000; 原始文献参见 news.bbc.co.uk/2/hi/science/nature/841401.htm。

[6]   D. Otranto and D. Traversa. 2002. A review of dicrocoeliosis of ruminants including recent advances in the diagnosis and treatment. *Vet Parasitol* 107(4): 317–335. 有关这种小蠕虫生命周期的图示，可参见 ww.parasitology. informatik.uniwuerzburg.de/login/b/me14249.png.php。

[7]   Shaoni Bhattacharya, "Parasites Brainwash Grasshoppers into Death Dive," *New Scientist*, August 31, 2005; 原始研究文献有 D. G. Biron, L. Marche, F. Ponton, et al. 2005. Behavioural manipulation in a grasshopper harbouring hairworm: a proteomics approach. *Proc Biol Sci* 272(1577): 2117–2126; F. Komas, A. Schmidt-Rhaesa, G. Martin, et al. 2002. Do hairworms (Nematomorpha) manipulate the water seeking behaviour of their terrestrial hosts? *J Evol Biol* 15:356–361. 欲欣赏金线虫离开可怜的宿主这一场景，可观看以下链接中的视频：www.canal.ird.fr/canal.php?url=/prgrammes/recherches/grillons_us/index.htm。

[8]   有关狂犬病的内容可参见 pages 597–600 in K. J. Ryan, C. G. Ray, and J. C.

Sherris, *Sherris Medical Microbiology: An Introduction to Infectious Diseases* (New York: McGraw-Hill, 2004)。

[9]　J. Moore. 1995. The behavior of parasitized animals—when an ant is not an ant. *Bioscience* 45:89–96. 更多有关寄生虫操纵的内容参见 J. Moore, *Parasites and the Behavior of Animals* (New York: Oxford University Press, 2002). 其他内容来源于作者本人对穆尔教授的访谈。

[10]　刚地弓形虫的显微图像可参见 http://ryoko.biosci.ohio-state.edu/~parasite/toxoplasma.html. Y. Sukthana. 2006. Toxoplasmosis: beyond animals to humans. *Trends Parasitol* 22(3):137–142; E. F. Torrey and H. Yolken. 2003. Toxoplasma gondii and schizophrenia. *Emerg Infect Dis* 9(11):1375–1380; S. Bachmann, J. Schroder, C. Bottmer, et al. 2005. Psychopathology in first-episode schizophrenia and antibodies to Toxoplasma gondii. *Psychopathology* 38(2):87–90; J. P. Webster, P. H. Lamberton, C. A. Donnelly, and E. F. Torrey. 2006. Parasites as causative agents of human affective disorders? The impact of anti-psychotic, mood-stabilizer and anti-parasite medication on Toxoplasma gondii's ability to alter host behaviour. *Proc Biol Sci* 273(1589):1023–1030。

[11]　转引自 Jennifer D'Angelo, "Feeling Sexy? It Could Be Your Cat," *Fox News*, November 4, 2003. See also A. Skallova, M. Novotna, P. Kolbekova, et al. 2005. Decreased level of novelty seeking in blood donors infected with Toxoplasma. *Neuro Endocrinol Lett* 26(5):480–486; J. Flegr, M. Preiss, J. Klose, et al. 2003. Decreased level of psychobiological factor novelty seeking and lower intelligence in men latently infected with the protozoan parasite Toxoplasma gondii: dopamine, a missing link between schizophrenia and toxoplasmosis? *Biol Psychol* 63(3):253–268; J. Flegr, J. Havlicek, P. Kodym, et al. 2002. Increased risk of traffic accidents in subjects with latent toxoplasmosis: a retrospective case-control study. *BMC Infect Dis* 2:11; M. Novotna, J. Hanusova, J. Klose, et al. 2005. Probable neuroimmunological link between Toxoplasma and cytomegalovirus infections and personality changes in the human host. *BMC Infect Dis* 5:54; R. H. Yolken, S. Bachmann, I. Ruslanova, et al. 2001. Antibodies to Toxoplasma gondii in individuals with first-episode schizophrenia. *Clin Infect Dis* 32(5):842–844; L. Jones-Brando, E. F. Torrey, and R. Yolken. 2003. Drugs used in the treatment of schizophrenia and bipolar disorder inhibit the replication of Toxoplasma gondii. *Schizophr Res* 62(3):237–244. 有一些流行的科普文

章可供参考: James Randerson,"All in the Mind?" *New Scientist*, October 26, 2002; David Adam, "Can a Parasite Carried by Cats Change Your Personality?" *Guardian Unlimited*, September 25, 2003; *New Scientist* Editorial Staff, "Antipsychotic Drug Lessens Sick Rats' Suicidal Tendencies," *New Scientist*, January 28, 2006; Jill Neimark,"Can the Flu Bring on Psychosis?" *Discover*, October 2005。

[12] 参见 pages 46 and 57 in R. M. Nesse and G. C. Williams, *Why We Get Sick: The New Science of Darwinian Medicine* (New York: Times Books, 1994)。

[13] 有关美国儿童受感染的数据，可参见疾控中心网站 ww.cdc.gov/ncidod/dpd/parasites/pinworm/factsht_pinworm.htm。

[14] Carl Zimmer, "Manipulative Malaria Parasite Makes You More Attractive (to Mosquitoes)," *New York Times*, August 9, 2005.

[15] E. Swedo, H. L. Leonard, M. Garvey, et al. 1998. Pediatric autoimmune neuropsychiatric disorders associated with streptococcal infections: clinical description of the first 50 cases. *Am J Psychiatry* 155(2):264–271; L. A. Snider and S. E. Swedo. 2004. PANDAS: current status and directions for research. *Mol Psychiatry* 9(10):900–907; R. C. Dale, I. Heyman, G. Giovannoni, and A. W. Church. 2005. Incidence of anti-brain antibodies in children with obsessive-compulsive disorder. *Br J Psychiatry* 187:314–319; S. E. Swedo and P. J. Grant. 2005. Annotation: PANDAS: a model for human autoimmune disease. *J Child Psychol Psychiatry* 46(3):227–234; C. Heubi and S. R. Shott. 2003. PANDAS: pediatric autoimmune neuropsychiatric disorders associated with streptococcal infections—an uncommon, but important indication for tonsillectomy. *Int J Pediatr Otorhinolaryngol* 67(8):837–840; Anahad O'Connor,"Can Strep Bring On an Anxiety Disorder?" *New York Times*, December 14, 2005; Lisa Belkin,"Can You Catch Obsessive-Compulsive Disorder?" *New York Times*, May 22, 2005; Nicholas Bakalar, "Tonsil-Adenoid Surgery May Help Behavior, Too," *New York Times*, April 4, 2006.

[16] 引自page 205 in N. E. Beckage, *Parasites and Pathogens: Effects on Host Hormones and Behavior* (New York: Chapman & Hall, 1997)。

[17] D. C. Behringer, M. J. Butler, and J. D. Shields. 2006. Ecology: avoidance of disease by social lobsters. *Nature* 441(7092):421.

[18] J. Faulkner, M. Schaller, J. H. Park, and L. A. Duncan. 2004. Evolved

diseaseavoidance mechanisms and contemporary xenophobic attitudes. *Group Processes & Intergroup Relations* 4:333–353; L. Rózsa. 2000. Spite, xenophobia, and collaboration between hosts and parasites. *Oikos* 91:396–400; R. Kurzban and M. R. Leary. 2001. Evolutionary origins of stigmatization: the functions of social exclusion. *Psychol Bull* 127(2):187–208.

[19] Anita Manning, " 'Superbugs' Spread Fear Far and Wide," *USA Today*, May 10, 2006; "Rising Deadly Infections Puzzle Experts," Associated Press, May 12, 2006; Abigail Zuger, "Bacteria Run Wild, Defying Antibiotics," *New York Times*, March 2, 2004.

[20] 有关葡萄球菌的内容参见 K. J. Ryan, C. G. Ray, and J. C. Sherris, *Sherris Medical Microbiology: An Introduction to Infectious Diseases* (New York: McGraw-Hill, 2004). 有关青霉素的发现参见 page 216 in T. Rosebury, *Microbes and Morals: The Strange Story of Venereal Disease* (New York: Viking Press, 1971); M. C. Enright, D. A. Robinson, G. Randle, et al. 2002. The evolutionary history of methicillin-resistant Staphylococcus aureus (MRSA). *Proc Natl Acad Sci* 99(11):7687–7692; L. B. Rice. 2006. Antimicrobial resistance in gram-positive bacteria. *Am J Med* 119(6 Suppl 1):S11–S19, discussion S62–S70; K. Hiramatsu, H. Hanaki, T. Ino, et al. 1997. Methicillin-resistant Staphylococcus aureus clinical strain with reduced vancomycin susceptibility. *J Antimicrob Chemother* 40(1):135–136; Allison George, "March of the Super Bugs," *New Scientist*, July 19, 2003。

[21] 此处引用的埃瓦尔德的话，以及有关致病性霍乱的内容，都来源于 PBS（美国公共广播公司）www.pbs.org/wgbh/evolution/library/01/6/text_pop/1_016_06.html. Roger Lewin, "Shock of the Past for Modern Medicine: A Radical Approach to Medicine Seeks to Explain Diseases and Keir Symptoms as a Legacy of Our Evolution: Can Darwinism Lead to Better Treatments?" *New Scientist*, October 23, 1993; P. W. Ewald, *Evolution of Infectious Disease* (New York: Oxford University Press, 1994); P. W. Ewald. 2004. Evolution of virulence. *Infect Dis Clin North Am* 18(1): 1–15; Paul Ewald, "The Evolution of Virulence," *Scientific American*, April 1993. 对埃瓦尔德教授的有趣访谈参见 www.findarticles.com/p/articles/mi_m1430/is_n6_v17/ai_16595653. 另外一篇很棒的文章可浏览 www.cdc.gov/ncidod/eid/vol2no4/ewald.htm。

第 6 章　人类基因库探秘

[1]　A. J. Stewart and P. M. Devlin. 2006. The history of the smallpox vaccine. *J Infect* 52(5):329–334; 有关天花的历史参见 K. F. Kiple, *The Cambridge World History of Human Disease* (New York: Cambridge University Press, 1993)。

[2]　L. D. Stein. 2004. Human genome: end of the beginning. *Nature* 431(7011): 915–916.

[3]　"The word: Junk DNA," *New Scientist*, November 19, 2005; Wayt Gibbs,"The Unseen Genome: Gems among the Junk," *Scientific American*, November 2003. This article is a little dated but still good: Natalie Angier,"Keys Emerge to Mystery of 'Junk' DNA," *New York Times*, June 28, 1994. Junk DNA finally gets an upgrade, in P. Andolfatto. 2005. Adaptive evolution of non-coding DNA in Drosophila. *Nature* 437(7062):1149–1152; James Kingsland, "Wonderful Spam," *New Scientist*, May 29, 2004.

[4]　更多有关线粒体的故事参见 Philip Cohen,"The Force," *New Scientist*, February 26, 2000。

[5]　D. S. Smith, J. Scalo, and J. C. Wheeler. 2004. Importance of biologically active aurora-like ultraviolet emission: stochastic irradiation of Earth and Mars by flares and explosions. *Orig Life Evol Biosph* 34(5):513–532; K. G. McCracken, J. Beer, and F. B. McDonald. 2004. Variations in the cosmic radiation, 1890–1986, and the solar and terrestrial implications. *Ad Space Res* 34:397–406; T. I. Pulkkinen, H. Nevanlinna, P. J. Pulkkinen, and M. Lockwood. 2001. The Sun-Earth connection in time scales from years to decades and centuries. *Space Science Reviews* 95(1/2):625–637; H. S. Hudson, S. Silva, and M. Woodard. 1982. The effects of sunspots on solar radiation. *Solar Physics* 76:211–219; Malcolm W. Browne, "Flu Time: When the Sunspots Are Jumping?" *New York Times*, January 25, 1990; F. Hoyle and N. C. Wickramasinghe. 1990. Sunspots and influenza. *Nature* 343(6256):304; J. W. Yeung. 2006. A hypothesis: sunspot cycles may detect pandemic influenza A in 1700–2000. *Med Hypotheses* 67(5):1016–1022.

[6]　可以说明基因自身重组能力不可思议的例子是一种叫作 Dscam 的果蝇基因。该基因通过一种叫作剪接体（spliceosome）的酶化"发牌员"进行重组。Dscam基因很神奇，它能产生 38 016 种不同类型而且差异显著的蛋白质。有关 Dscam 的文献参见 J. M. Kreahling and B. R. Graveley. 2005. The iStem, a

long-range RNA secondary structure element required for efficient exon inclusion in the Drosophila Dscam pre-mRNA. *Mol Cell Biol* 25(23):10251–10260; A. M. Celotto and B. R. Graveley. 2001. Alternative splicing of the Drosophila Dscam pre-mRNA is both temporally and spatially regulated. *Genetics* 159(2):599– 608; G. Parra, A. Reymond, N. Dabbouseh, et al. 2006. Tandem chimerism as a means to increase protein complexity in the human genome. *Genome Res* 16(1):37–44。

[7]　从商业角度研究这种持续改善的特质的著作有 M. Ima, *Kaizen (Ky'zen), the Key to Japan's Competitive Success* (New York: Random House Business Division, 1986)。

[8]　参见 pages 64–82 in M. Morange, *The Misunderstood Gene* (Cambridge, MA: Harvard University Press, 2001)。

[9]　参见 pages 183–198 in I. Moss, *What Genes Can't Do* (Cambridge, MA: MIT Press, 2003); H. Pearson. 2006. Genetics: what is a gene? *Nature* 441(7092): 398–401。

[10]　在遗传学研究领域，有过一段十分奇怪的时期。苏联的李森科主导苏联科学家在这个问题上的认知，后被称为李森科主义，他的观点是对获得性特征的极大扭曲。有关这段历史可参见 pages 183–187 in M. Kohn, *A Reason for Everything: Natural Selection and the English Imagination* (London: Faber and Faber, 2004); C. Darwin, *The Origin of the Species* (New York: Fine Creative Media, 2003)。

[11]　"The Significance of Responses of the Genome Challenge," December 8, 1983, 文章可通过以下链接获取 www.nobelprize.org/nobel_prizes/medicine/laureates/1983/mcclintock-lecture.pdf. 美国国家医学图书馆有关麦克林托克的在线资源可参见 www.profiles.nlm.nih.gov/ LL/Views/Exhibit/narrative/biographical.html. Also see Vidyanand Nanjundiah, "Barbara McClintock and the Discovery of Jumping Genes," *Resonance*, October 1996。

[12]　Y. J. Lin, L. Seroude, and S. Benzer. 1998. Extended life-span and stress resistance in the Drosophila mutant methuselah. *Science* 282(5390):943–946; 有关你如何成为下一位玛土撒拉的有趣文章参见 Kate Douglas,"How to Live to 100...and Enjoy It," *New Scientist*, June 3, 2006。

[13]　J. Modolell, W. Bender, and M. Meselson. 1983. Drosophila melanogaster mutations suppressible by the suppressor of Hairy-wing are insertions of a 7.3 kilobase mobile element. *Proc Natl Acad Sci U S A* 80(6):1678–1682; C. J.

Rohr, H. Ranson, X. Wang, and N. J. Besansky. 2002. Structure and evolution of mtanga, a retrotransposon actively expressed on the Y chromosome of the African malaria vector Anopheles gambiae. *Mol Biol Evol* 19(2):149–162; T. E. Bureau, P. C. Ronald, and S. R. Wessler. 1996. A computer-based systematic survey reveals the predominance of small inverted-repeat elements in wild-type rice genes. *Proc Natl Acad Sci U S A* 93(16):8524–8529; S. Henikoff and L. Comai. 1998. A DNA methyltransferase homolog with a chromodomain exists in multiple polymorphic forms in Arabidopsis. *Genetics* 149(1): 307–318; J. W. Jacobson, M. M. Medhora, and D. L. Hartl. 1986. Molecular structure of a somatically unstable transposable element in Drosophila. *Proc Natl Acad Sci U S A* 83(22):8684–8688; S. M. Miller, R. Schmitt, and D. L. Kirk. 1993. Jordan, an active Volvox transposable element similar to higher plant transposons. *Plant Cell* 5(9):1125–1138.

[14]   G. G. Dimijian. 2000. Pathogens and parasites: strategies and challenges. *Proc (Bayl Univ Med Cent)* 13(1):19–29.

[15]   研究中提及的文献包括 J. Cairns, J. Overbaugh, and S. Miller. 1988. The origin of mutants. *Nature* 335(6186):142–145; B. G. Hall. 1990. Spontaneous point mutations that occur more often when advantageous than when neutral. *Genetics* 126(1):5–16; S. M. Rosenberg. 1997. Mutation for survival. *Curr Opin Genet Dev* 7(6):829–834; J. Torkelson, R. S. Harris, M. J. Lombardo, et al. 1997. Genome-wide hypermutation in a subpopulation of stationary-phase cells underlies recombination-dependent adaptive mutation. *Embo* J 16(11):3303–3311; P. L. Foster. 1997. Nonadaptive mutations occur on the F' episome during adaptive mutation conditions in Escherichia coli. *J Bacteriol* 179(5):1550–1554; O. Tenaillon, E. Denamur, and I. Matic. 2004. Evolutionary significance of stress-induced mutagenesis in bacteria. *Trends Microbiol* 12(6):264–270. 下文提及的马泰的研究参见 I. Bjedov, O.Tenaillon, B. Gerard, et al. 2003. Stress-induced mutagenesis in bacteria. *Science* 300(5624):1404–1409。

[16]   涵盖大量一般情况及其相关基因的优秀参考文献参见 P. Reilly, *Is It in Your Genes? The Influence of Genes on Common Disorders and Diseases Jat Affect You and Your Family* (Cold Spring Harbor, NY: Cold Spring Harbor Laboratory Press, 2004)。

[17]   Professor Fred Gage, 引自公开文献 genome.wellcome.ac.uk/doc_WTD020792.

html. 有关大脑中的跳跃基因的文章参见 A. R. Muotri, V. T. Chu, M. C. Marchetto, et al. 2005. Somatic mosaicism in neuronal precursor cells mediated by LI retrotransposition. *Nature* 435(7044):903–910。

[18] Nancy Craig, 引自公开文献www.hopkinsmedicine.org/Press_releases/2004/12_23_04.html. 南希·克雷格讨论的研究参见 L. Zhou, R. Mitra, P. W. Atkinson, et al. 2004. Transposition of hAT elements links transposable elements and V(D)J recombination. *Nature* 432(7020):995–1001. 也参见 M. Bogue and D. B. Roth. 1996. Mechanism of V(D)J recombination. *Curr Opin Immunol* 8(2):175–180。

[19] 更多有关这个神奇想法的内容参见 James Kingsland, "Wonderful Spam," *New Scientist*, May 29, 2004。

[20] Jef Boeke, 引自 www.eurekalert.org/pub_releases/2002-08/jhmigc081502.php. 博伊科教授评论的原始文献是 D. E. Symer, C. Connelly, S. T. Szak, et al. 2002. Human 11 retrotransposition is associated with genetic instability in vivo. *Cell* 110(3):327–338。

[21] P. Medstrand, L. N. van de Lagemaat, C. A. Dunn, et al. 2005. Impact of transposable elements on the evolution of mammalian gene regulation. *Cytogenet Genome Res* 110(1–4):342–352; W. Makalowski. 2001. The human genome structure and organization. *Acta Biochim Pol* 48(3):587–598.

[22] J. F. Hughes and J. M. Coffin. 2004. Human endogenous retrovirus K soloLTR formation and insertional polymorphisms: implications for human and viral evolution. *Proc Natl Acad Sci U S A* 101(6):1668–1672; S. Mi, X. Lee, Li, et al. 2000. Syncytin is a captive retroviral envelope protein involved in human placental morphogenesis. *Nature* 403(6771):785–789; J. P. Moles, A. Tesniere, and J. J. Guilhou. 2005. A new endogenous retroviral sequence is expressed in skin of patients with psoriasis. *Br J Dermatol* 153(1):83–89.

[23] 参见pages 1–10 in Salvador E. Luria, *Virus Growth and Variation*, B. Lacey and I. Isaacs, eds. (Cambridge: Cambridge University Press, 1959)。

[24] Luis Villarreal, personal communication. 更多有关他的研究参见 L. P. Villarreal. 2004. Can viruses make us human? *Proc Am Phil So* 148(3):296–323. L. P. Villarreal, Viruses and the Evolution of Life (Washington, DC: ASM Press, 2005); L. P. Villareal. 1997. On viruses, sex, and motherhood. *J Virol* 71(2):859–865。

[25] Charles Siebert, "Unintelligent Design," *Discover*, March 2006; M. Syvanen. 1984. The evolutionary implications of mobile genetic elements. *Annu Rev*

Genet 18:271–293; D. J. Hedges and M. A. Batzer. 2005. From the margins of the genome: mobile elements shape primate evolution. *Bioessays* 27(8):785–794; M. G. Kidwell and D. R. Lisch. 2001. Perspective: transposable elements, parasitic DNA, and genome evolution. *Evolution Int J Org Evolution* 55(1): 1–24; J. Brosius. 2005. Echoes from the past—are we still in an RNP world? *Cytogenet Genome Res* 110(1–4):8–24; C. Biemont and C. Vieira. 2005. What transposable elements tell us about genome organization and evolution: the case of Drosophila. *Cytogenet Genome Res* 110(1–4):25–34; P. Medstrand, L. N. van de Lagemaat, C. A. Dunn, et al. 2005. Impact of transposable elements on the evolution of mammalian gene regulation. *Cytogenet Genome Res* 110(1–4):342–352.

第 7 章　甲基的疯狂——最终表型之路

[1] 有关这个主题的一部著作是 F. M. Berg, *Underage & Overweight: The Childhood Obesity Crisis: What Every Family Needs to Know* (Long Island City, NY: Hatherleigh Press, 2005). 有关儿童快餐食物市场，年轻读者和成人读者都可以看的一本书是 E. Schlosser and C. Wilson, *Chew on This: The Unhappy Truth about Fast Food* (Boston: Houghton Mifflin Company, 2006). 加州大学带参考文献的在线文章可参见 ews.ucanr.org/mediakits/Nutrition/nutritionfactsheet.shtml. 有关疾控中心所做的"行为风险因素监测"的深度研究参见 www.cdc.gov/mmwr/preview/mmwrhtml/ss4906a1.htm，也可参见 W. H. Dietz and T. N. Robinson. 2005. Clinical practice: overweight children and adolescents. *N Engl J Med* 352(20):2100–2109; D. S. Freedman, W. H. Dietz, S. R. Srinivasan, and G. S. Berenson. 1999. The relation of overweight to cardiovascular risk factors among children and adolescents: the Bogalusa Heart Study. *Pediatrics* 103(6 Pt 1):1175–1182. S. J. Olshansky, D. J. Passaro, R. C. Hershow, et al. 2005. A potential decline in life expectancy in the United States in the 21st century. *N Engl J Med* 352(11):1138–1145; Philip Cohen, "You Are What Your Mother Ate, Suggests Study," *New Scientist*, August 4, 2003.《新科学家》的这篇研究文章参考的是 R. A. Waterland and R. L. Jirtle. 2003. Transposable elements: targets for early nutritional effects on epigenetic gene regulation. *Mol Cell Biol* 23(15):5293–5300; Alison Motluk,"Life Sentence," *New Scientist*, October 30, 2004。

[2]　Rowan Hooper, "Mendel's Laws of Inheritance Challenged," *New Scientist*, May 27, 2006; Rowan Hooper, "Men Inherit Hidden Cost of Dad's Vices," New Scientist, January 6, 2006; E. Jablonka and M. J. Lamb, *Evolution in Four Dimensions: Genetic, Epigenetic, Behavioral, and Symbolic Variation in the History of Life* (Cambridge, MA: MIT Press, 2005); R. A. Waterland and R. L. Jirtle. 2003. Transposable elements: targets for early nutritional effects on epigenetic gene regulation. *Mol Cell Biol* 23(15):5293–5300; Gaia Vince, "Pregnant Smokers Increase Grandkids' Asthma Risk," *New Scientist*, April 11, 2005; Q. Li, S. Guo-Ross, D. V. Lewis, et al. 2004. Dietary prenatal choline supplementation alters postnatal hippocampal structure and function. J *Neurophysiol* 91(4):1545–1555; Shaoni Bhattacharya, "Nutrient During Pregnancy Super-Charges' Brain," *New Scientist*, March 12, 2004; Leslie A. Pray, "Dieting for the Genome Generation," *The Scientist*, January 17, 2005; Anne Underwood and Jerry Adler, "Diet and Genes," *Newsweek*, January 24, 2005.

[3]　Randy Jirtle, 引用杜克大学医学中心公开文献，参见 www.dukemednews.org/news/article.php?id=6804. 完整文章可参见 R. A. Waterland and R. L. Jirtle. 2003. Transposable elements: targets for early nutritional effects on epigenetic gene regulation. *Mol Cell Biol* 23(15):5293–5300; Leslie A. Pray, "Epigenetics: Genome, Meet Your Environment: As the Evidence Accumulates for Epigenetics, Researchers Reacquire a Taste for Lamarkism," *The Scientist*, July 5, 2004; I. C. Weaver, N. Cervoni, F. A. Champagne, et al. 2004. Epigenetic programming by maternal behavior. *Nat Neurosci* 7(8):847–854; E. W. Fish, D. Shahrokh, R. Bagot, et al. 2004. Epigenetic programming of stress responses through variations in maternal care. *Ann N Y Acad Sci* 1036:167–180; A. D. Riggs and Z. Xiong. 2004. Methylation and epigenetic fidelity. *Proc Natl Acad Sci U S A* 101(1): 4–5。

[4]　C. R. Camargo, E. Colares, and A. M. Castrucci. 2006. Seasonal pelage color change: news based on a South American rodent. *An Acad Bras Cienc* 78(1):77–86.

[5]　J. L. Brooks. 1965. Predation and relative helmet size in cyclomorphic Daphnia. *Proc Natl Acad Sci U S A* 53(1):119–126; J. Pijanowska and M. Kloc. 2004. Daphnia response to predation threat involves heat-shock proteins and the actin

and tubulin cytoskeleton. *Genesis* 38(2):81–86.

[6]　M. Enserink. 2004. Entomology: an insect's extreme makeover. *Science* 306(5703):1881.

[7]　R. Richard Shine and S. J. Downes. 1999. Can pregnant lizards adjust their offspring phenotypes to environmental conditions? *Oecologia* 119(1):1–8.

[8]　P. D. Gluckman and M. Hanson, *The Fetal Matrix: Evolution, Development, and Disease* (New York: Cambridge University Press, 2005).

[9]　Shaoni Bhattacharya, "Fattening Up Skinny Toddlers Risks Heart Health," *New Scientist*, October 27, 2005; C. N. Hales and D. J. Barker. 2001. The thrifty phenotype hypothesis. *Br Med Bull* 60:5–20.

[10]　W. Y. Kwong, A. E. Wild, P. Roberts, et al. 2000. Maternal undernutrition during the preimplantation period of rat development causes blastocyst abnormalities and programming of postnatal hypertension. *Development* 127(19):4195–4202. 对该主题的概述文章参见 V. M. Vehaskari and L. L. Woods. 2005. Prenatal programming of hypertension: lessons from experimental models. *J Am Soc Nephrol* 16(9):2545–2556。

[11]　Rowan Hooper, "Men Inherit Hidden Cost of Dad's Vices," *New Scientist*, January 6, 2006; M. E. Pembrey, L. O. Bygren, G. Kaati, et al. 2006. Sexspecific, male-line transgenerational responses in humans. *Eur J Hum Genet* 14(2):159–166. 下文马库斯·彭布雷的引用来自 E. Pennisi. 2005. Food, tobacco, and future generations. *Science* 310(5755):1760–1761。

[12]　Gaia Vince, "Pregnant Smokers Increase Grandkids' Asthma Risk," *New Scientist*, April 11, 2005.

[13]　L. H. Lumey, A. C. Ravelli, L. G. Wiessing, et al. 1993. TheDutch Famine Birth Cohort Study: design, validation of exposure, and selected characteristics of subjects after 43 years follow-up. *Paediatr Perinat Epidemiol* 7(4):354–367; A. D. Stein, A. C. Ravelli, and L. H.Lumey. 1995. Famine, third-trimester pregnancy weight gain, and intrauterine growth: the Dutch Famine Birth Cohort Study. *Hum Biol* 67(1):135–150; L. H. Lumey, A. D. Stein, and A. C. Ravelli. 1995. Timing of prenatal starvation in women and birth weight in their first and second born offspring: the Dutch Famine Birth Cohort Study. *Eur J Obstet Gynecol Reprod Biol* 61(1):23–30; L. H. Lumey and A. D. Stein. 1997. In utero exposure to famine and subsequent fertility: the Dutch Famine Birth Cohort

Study. *Am J Public Health* 87(12):1962–1966; A. D. Stein and L. H. Lumey. 2000. The relationship between maternal and offspring birth weights after maternal prenatal famine exposure: the Dutch Famine Birth Cohort Study. *Hum Biol* 72(4):641–654.

[14] R. A. Waterland and R. L. Jirtle. 2003. Transposable elements: targets for early nutritional effects on epigenetic gene regulation. *Mol Cell Biol* 23(15):5293–5300.

[15] Christen Brownlee,"Nurture Takes the Spotlight," *Science News*, June 24, 2006.

[16] 公司网站为 www.epigenomics.de/en/Company/. 有关表观遗传学的更多内容可参见 G. Riddihough and E. Pennisi. 2001. The evolution of epigenetics. *Science* 293(5532):1063; E. Jablonka and M. J. Lamb. 2002. The changing concept of epigenetics. *Ann N Y Acad Sci* 981:82–96; V. K. Rakyan, J. Preis, H. D. Morgan, and E. Whitelaw. 2001. The marks, mechanisms and memory of epigenetic states in mammals. *Biochem J* 356(Pt 1):1–10。

[17] D. H. Kim, H. H. Nelson, J. K. Wiencke, et al. 2001. p16(INK4a) and histology-specific methylation of CpG islands by exposure to tobacco smoke in non-small cell lung cancer. *Cancer Res* 61(8):3419–3424; H. Enokida, H. Shiina, S. Urakami, et al. 2006. Smoking influences aberrant CpG hypermethylation of multiple genes in human prostate carcinoma. *Cancer* 106(1): 79–86.

[18] Dr. Dhananjaya Saranath, 引自 www.telegraphindia.com/1050214/asp/knowhow/story_4376851.asp.

[19] 有相当多的文献研究这个主题，比如有一篇略微老旧却仍然优质的论文参见MRC Vitamin Study Research Group. 1991. Prevention of neural tube defects: results of the Medical Research Council Vitamin Study. *Lancet* 338(8760):131–137, 更加直截了当的论文有 C. M. Ulrich and J. D. Potter. 2006. Folate supplementation: too much of a good thing? *Cancer Epidemiol Biomarkers Prev* 15(2):189–193。

[20] 本章提及的多伦多大学这项研究可参见 A. Kapoor, E. Dunn, A. Kostaki, et al. 2006. Fetal programming of hypothalamopituitary-adrenal function: prenatal stress and glucocorticoids. *J Physiol* 572(Pt 1):31–44; P. Erdeljan, M. H. Andrews, J. F. MacDonald, and S. G. Matthews. 2005. Glucocorticoids and serotonin alter glucocorticoid receptor mRNA levels in fetal guinea-pig hippocampal neurons, in vitro. *Reprod Fertil Dev* 17(7):743–749. The quote

in the chapter, "terrifying beyond comprehension," is from Alison Motluk, "Pregnancy Drug Can Affect Grandkids Too," *New Scientist*, December 3, 2005。

[21] Peter Jones, 引自 Lori Oliwenstein, "USC Cancer Researchers Examine Potential of Epigenetics in Nature," *HSC Weekly*, May 28, 2004.

[22] G. Egger, G. Liang, A. Aparicio, and P. A. Jones. 2004. Epigenetics in human disease and prospects for epigenetic therapy. *Nature* 429(6990):457–463.

[23] D. Gius, H. Cui, C. M. Bradbury, et al. 2004. Distinct effects on gene expression of chemical and genetic manipulation of the cancer epigenome revealed by a multimodality approach. *Cancer Cell* 6(4):361–371; R. S. Tuma. 2004. Silencing the critics: studies move closer to answering epigenetic questions. *J Natl Cancer Inst* 96(22):1652–1653; M. Z. Fang, Y. Wang, N. Ai, et al. 2003. Tea polyphenol (-)-epigallocatechin-3-gallate inhibits DNA methyltransferase and reactivates methylation-silenced genes in cancer cell lines. *Cancer Res* 63(22):7563–7570.

[24] Dana Dolinoy, 引自公开文献 www.dukemednews.org/ news/article.php?id=9584. D. C. Dolinoy, J. R. Weidman, R. A. Waterland, and R. L. Jirtle. 2006. Maternal genistein alters coat color and protects Avy mouse offspring from obesity by modifying the fetal epigenome. *Environ Health Perspect* 114(4):567–572. Also see M. Z. Fang, D. Chen, Y. Sun, et al. 2005. Reversal of hypermethylation and reactivation of p16INK4a, RARbeta, and MGMT genes by genistein and other isoflavones from soy. *Clin Cancer Res* 11(19 Pt 1):7033–7041。

[25] 有关 "9·11" 恐怖袭击事件的研究参见 R. Catalano, T. Bruckner, J. Gould, et al. 2005. Sex ratios in California following the terrorist attacks of September 11, 2001. *Hum Reprod* 20(5):1221–1227; 有关德国重新统一后民主德国的母亲所面临的压力的研究参见 R. A. Catalano. 2003. Sex ratios in the two Germanies: a test of the economic stress hypothesis. *Hum Reprod* 18(9):1972–1975; 有关斯洛文尼亚战争过后的研究参见 B. Zorn, V. Sucur, J. Stare, and H. Meden-Vrtovec. 2002. Decline in sex ratio at birth after 10-day war in Slovenia: brief communication. *Hum Reprod* 17(12):3173– 3177; 有关阪神地震对生育率的影响的研究参见 M. Fukuda, K. Fukuda, T. Shimizu, and H. Moller. 1998. Decline in sex ratio at birth after Kobe earthquake. *Hum Reprod* 13(8):2321–2322; Hazel Muir,"Women Who Believe in Long Life Bear Sons," *New Scientist*, August 4, 2004; 原始研究参见 S. E. Johns. 2004. Subjective life expectancy predicts offspring sex in a contemporary British population. *Proc Biol Sci* 271(Suppl

6):S474– S476; Will Knight,"9/11 Babies Inherit Stress from Mothers," *New Scientist*, May 3, 2005。

[26] 来自美国国家人类基因组研究所（National Human Genome Research Institute，NHGRI）网站 www.genome.gov/11006943。

[27] Shaoni Bhattacharya, "Human Gene On/Off Switches to Be Mapped," *New Scientist*, October 7, 2003; P. A. Jones and R. Martienssen. 2005. A blueprint for a Human Epigenome Project: the AACR Human Epigenome Workshop. *Cancer Res* 65(24):11241–11246. 美国癌症研究协会（American Association for Cancer Research）提供了一些在线文章，参见 www.aacr.org/Default. aspx?p=6336&d=562。

第 8 章　这就是人生：为什么你和你的 iPod 终将走向死亡

[1] Carol Smith, "Lessons from a Boy Growing Old before His Time," *Seattle Post-Intelligencer Reporter*, September 16, 2004; ABC（美国广播公司）新闻频道也有一篇关于塞思的文章，参见 abcnews.go.com/GMA/Health/story?id=1445002. 欲知更多内容，浏览早衰老综合征（Hutchinson-Gilford Progeria Syndrome Network）网站 www.hgps.net；早衰研究所也提供了大量内容，参见 www.progeriaresearch.org/progeria_101.html。本书的写作时间在 2007 年以前，那时塞思·库克尚未去世；2007 年 6 月，塞思·库克走完了他未满 14 年的人生历程。

[2] M. Eriksson, W. T Brown, L. B. Gordon, et al. 2003. Recurrent de novo point mutations in lamin A cause Hutchinson-Gilford progeria syndrome. *Nature* 423(6937):293–298.

[3] P. Scaffidi and T. Misteli. 2006. Lamin A–dependent nuclear defects in human aging. *Science* 312(5776):1059–1063.

[4] L. Hayflick. 1965. The limited in vitro lifetime of human diploid cell strains. *Exp Cell Res* 37:614–616; D. Josefson. 1998. US scientists extend the life of human cells. *BMJ* 316:247–252; L. Hayflick. 2000. The illusion of cell immortality. *Br J Cancer* 83(7):841–846.

[5] 参见美国癌症协会网站 2006 年的癌症案例和数据信息 www.cancer.org/downloads/STT/CAFF2006PWSecured.pdf. 也参见 T. Kom, N. Haase, W. Rosamond, et al. 2006. Heart disease and stroke statistics—2006 update: a report

from the American Heart Association Statistics Committee and Stroke Statistics Subcommittee. *Circulation* 113(6):e85–151。

[6]　参见怀特黑德研究所（Whitehead Institute）网站在线文章 www.wi.mit.edu/news/archives/1997/rw_0814.html。

[7]　有关这个主题的文章很多，有一篇略微老旧却质量很高，参见 Nicholas Wade, "Experts See Immortality in Endlessly Dividing Cells," *New York Times*, November 17, 1998。

[8]　G. A. Cortopassi and E. Wang. 1996. There is substantial agreement among interspecies estimates of DNA repair activity. *Mech Ageing Dev* 91(3): 211–218.

[9]　有关"计划报废"的有趣研究参见 G. Slade, *Made to Break: Technology and Obsolescence in America* (Cambridge, MA: Harvard University Press, 2006). 有关苹果公司使用计划报废方法设计广受欢迎的 iPod，可参见 www.cerge.cuni.cz/ pdf/events/papers/060410_t.pdf。

[10]　"Breakthrough in Premature Ageing," *New Scientist*, March 12, 2005; P. Scaffidi and T. Misteli. 2005. Reversal of the cellular phenotype in the premature aging disease Hutchinson-Gilford progeria syndrome. *Nat Med* 11(4):440–445.

[11]　从进化论视角看小孩儿出生，参见 pages 183–203 in W. Trevathan, E. O. Smith, and J. J. McKenna, *Evolutionary Medicine* (New York: Oxford University Press, 1999); K. R. Rosenberg and W. R. Trevathan, "The Evolution of Human Birth," *Scientific American*, November 2001; H. Nelson, R. Jurmain, and L. Kilgore, *Essentials of Physical Anthropology* (St. Paul, MN: West Publishing, 1992)。

[12]　Elaine Morgan, personal communication. *The Descent of Woman* (New York: Stein and Day, 1972)，中文版有(美)伊莲·摩根《女人的起源》，刘筠译，生活·读书·新知三联书店，2016 年；E. Morgan, *The Aquatic Ape Hypothesis* (London: Souvenir Press, 1997); E. Morgan, *The Aquatic Ape: A Jeory of Human Evolution* (London: Souvenir Press, 1982); E. Morgan, *The Scars of Evolution* (New York: Oxford University Press, 1994); E. Morgan, *The Descent of the Child: Human Evolution from a New Perspective* (New York: Oxford University Press, 1995); A. C. Hardy, "Was Man More Aquatic in the Past?" *New Scientist*, March 17, 1960; F. W. Jones, *Man's Place among the Mammals* (New York, London: Longmans, E. Arnold & Co., 1929); Kate Douglas,"Taking the Plunge," *New Scientist*, November 25, 2000. 对伊莲·摩根的采访参见 Kate

Douglas,"Interview: The Natural Optimist," *New Scientist*, April 23, 2005。

[13] A. Kuliukas. 2002. Wading for food the driving force of the evolution of bipedalism? *Nutr Health* 16(4):267–289. See also Libby Brooks, "Come on in—the Water's Lovely," *Guardian*, May 1, 2003.

[14] 本章提及的研究成果是 R. E. Gilbert and P. A. Tookey. 1999. Perinatal mortality and morbidity among babies delivered in water: surveillance study and postal survey. *BMJ* 319(7208):483–487. 有关水中分娩和婴儿游泳的一本精美的绘本是 J. Johnson and M. Odent, *We Are All Water Babies* (Berkeley, CA: Celestial Arts Publishing, 1995); E. R. Cluett, R. M. Pickering, K. Getliffe, and N. J. St George Saunders. 2004. Randomised controlled trial of labouring in water compared with standard of augmentation for man-agement of dystocia in first stage of labour. *BMJ* 328(7435):314; E. R. Cluett, V. C. Nikodem, R. E. McCandlish, and E. E. Burns. 2004. Immersion in water in pregnancy, labour and birth. *Cochrane Database Syst Rev* (2):CD000111. 文中提及的意大利的一项研究参见 A. Koeni, N. Zech, L. Moroder, and F. Ploner. 2005. Review of 1600 water births: does water birth increase the risk of neonatal infection? *J Matern Fetal Neonatal Med* 17(5):357–361. 水中分娩并非没有争议，参见一项并未发现任何正相关的研究 K. Eckert, D. Turnbull, and A. MacLennan. 2001. Immersion in water in the first stage of labor: a randomized controlled trial. *Birth* 28(2):84–93。

[15] 会阴切开术与其他医疗程序一样，在不同国家施行的数量也都不一样。比如，美国的会阴切开术手术比例在 30% 以上，超过北欧国家的 10% 这个数据。更多细节参见 S. B. Kacker and H. D. Banta. 1983. Benefits and risks of episiotomy: an interpretative review of the English language literature, 1860–1980. *Obstet Gynecol Surv* 38(6):322–338; 有关会阴切开术的替代方法参见 M. M. Beckmann and A. J. Garrett. 2006. Antenatal perineal massage for reducing perineal trauma. *Birth* 33(2):159。

[16] M. B. McGraw, *The Neuromuscular Maturation of the Human Infant* (New York: Columbia University Press, 1943).

致　谢

　　我十分感谢多伦多大学梅西学院（Massey College）为我提供的休假，以及学院的跨学科研究氛围，书中很多思考的形成和衍生都发端于此。我也很感谢院长约翰·弗雷泽（John Fraser）和约翰·内亚里（John Neary）为我提供的研究员职位，我的工作成为可能并且充满乐趣，也有赖于此。我还得感谢纽约西奈山医学院（Mount Sinai School of Medicine）的诸多同人，他们在履行自身职责方面出类拔萃，帮我完成了大量行政上的安排，使我有时间完成写作。非常感谢我那两位敬业的研究助理理查德·韦弗（Richard Verver）和阿什利·詹德勒（Ashley Zauderer）帮我细心核对事实。我感谢这些年来与我共事过的所有科学家、所有科研人员，以及他们个人为我提供的帮助，若非他们，本书不可能写得出来。我还有幸拥有过多位指导老师，特别是我的朋友梅尔·E. 珀西（Maire E. Percy）、加德·W. 奥蒂斯（Gard W. Otis）、凯瑟琳·埃利奥特（Katherine Elliott）和丹尼尔·P. 珀尔（Daniel P. Perl）。我也要感谢哈珀柯林斯出版社的克莱尔·瓦赫特尔（Claire Wachtel），她的友谊和持续不懈的真诚努力，以及她为本书投入的"野蛮"心血（不允许其他任何人"染指"这本书）。迈克尔·莫里森（Michael Morrison）、戴维·罗思-艾（David Roth-Ey）、林恩·格雷迪（Lynn Grady）和莉萨·加拉格尔（Lisa Gallagher）从一开始就对本书充满期待，迪伊·迪伊·德巴特洛（Dee Dee DeBartlo）所做的杰出工作则让全世界都知道了这本书。感谢金·刘易斯（Kim Lewis）在整本书的诞生过程中悉心指导，也感谢劳蕾塔·查尔顿（Lauretta Charlton）时刻都像救生员一样保障本书每一个出版环节的安全。我要感谢我的出版代理人、威廉·莫里斯版权代理公司（William Morris Agency）的多里安·卡克马尔（Dorian Karchmar）从始至终不知疲倦地投入本书的相关工作中，并为本书想出标题。感谢该公司的两位同事特蕾西·费希尔（Tracy Fisher）和拉法埃拉·德·安杰利斯（Raffaella De Angelis），以及伦敦分公司的莎娜·凯利（Shana Kelly）把这本书带到全世界，还有安迪·麦克尼科尔（Andy McNicol）悉心处理本书的音频版权问题。不得不提的还有威廉·莫罗出版社（William Morrow）全体同仁的努力。最后，我必须感谢乔纳森·普林斯（Jonathan Prince），他的优美文笔大大提升了本书的品质。

附录：词汇表

阿尔茨海默病：亦称"阿尔茨海默氏痴呆"。老年期最常见的一种精神疾病。因德国医生阿尔茨海默最早描述，故名。65岁以上者患病率约5%，年龄越大发病率越高。病因未明，一般认为与遗传因素有关。主要表现为逐渐加重的痴呆，在确诊后一般存活2~8年左右。尚无特效治疗手段。发生于65岁以前（50~65岁）者为早发型，俗称"老年前期痴呆"或"早老性痴呆"，病情进展较快；发生于65岁以后者为晚发型，俗称"老年性痴呆"。（第1、2、3、4、82页）

血色素沉积症：高铁饮食、大量输血或全身疾病造成体内铁储积过多，而发生的铁代谢障碍所致的疾病。好发于中年男性，女性少见。皮肤呈青铜色或灰黑色，主要发生在面部、上肢、手背、腋窝、会阴部。（第3、4、12、13、14、20、25、26、27、28、29、32、35、36、37、43、52、68、82、86、96、170、259页）

鼠疫：由鼠疫杆菌引起的烈性传染病。一般先在家鼠和其他啮齿动物中流行，由鼠蚤叮咬而传染给人。常先引起淋巴结炎，重者病原体侵入血液，引起败血症或肺炎。（第 20、21、22、23、25、26、27、28、29、96 页）

贫血症：单位容积血液内的红细胞数和血红蛋白量低于正常的一种病理状态。症状为苍白、头昏、乏力、心悸。病因有缺铁、出血、溶血、造血功能障碍等。由缺铁而影响血红蛋白合成引起的贫血称"缺铁性贫血"，见于营养不良、妇女月经过多、长期小量出血；治疗应去除病因，并服铁剂。由急性大量出血引起的称"出血性贫血"，须采用急救措施如输血等，必要时应进行手术抢救。由红细胞过度破坏引起的称"溶血性贫血"，常伴有黄疸。（第 28、29、34、35、37、117 页）

囊性纤维化：囊性纤维化是一种遗传性外分泌腺疾病，主要影响胃肠道和呼吸系统，通常具有慢性梗阻性肺部病变、胰腺外分泌功能不良和汗液电解质异常升高的特征。（第 35、36、170 页）

结核病：俗称"痨病"。由结核杆菌引起的慢性感染性疾病。多由呼吸道感染，偶见经消化道感染。早期无明显症状，病情

进展时，除全身症状如疲乏、食欲不振、消瘦、潮热等外，还有病变器官的局部症状。（第34、36页）

糖尿病：以代谢紊乱、血糖增高为主要临床特征的一组疾病。主要病因是不同程度的胰岛素分泌缺陷及胰岛素抵抗。可分为1型与2型糖尿病，以后者最常见，早期可无症状，典型症状为多尿、多饮、多食、消瘦、疲乏等。长期控制不良者易并发感染如肺结核等，极度控制不良者可发生酮症酸中毒。常出现心脑血管病变、白内障，以及视网膜、肾脏、神经等并发症。（第12、38、39、40、41、42、43、60、66、67、68、69、70、72、82、86、92、198、202、259页）

骨质疏松症：单位体积内骨量减低、骨微结构破坏、骨强度降低而骨脆性增加、轻微外伤即可导致骨折为特征的全身性骨病。可发于不同性别和任何年龄者，但多见于绝经后妇女和老年人。以疼痛为主症，有时并发自发性骨折。（第72页）

佝偻病：由缺乏维生素D引起钙、磷代谢障碍的病症。多见于3岁以下小儿。早期症状有多哭吵、夜惊、易出汗等，以后可发生软骨症、方头、囟门迟闭、鸡胸、出牙和走路较晚、下肢弯曲。抵抗力弱，易患肺炎。防治方法为多晒太阳，给富含维生素 D 和钙的食物，服用适量鱼肝油及维生素 D。佝偻病也可由肝、肾疾病引起。（第 72、80、93 页）

克罗恩病：一种原因不明的肠道炎症性疾病，在胃肠道的任何部位均可发生，但好发于末端回肠和右半结肠。临床表现为腹痛、腹泻、肠梗阻，伴有发热、营养障碍等肠外表现。病程多迁延，反复发作，不易根治。目前尚无根治的方法，许多病人出现并发症，需手术治疗，而术后复发率很高。（第 74 页）

镰状细胞贫血：镰状细胞贫血是一种常染色体显性遗传血红蛋白病。临床表现为慢性溶血性贫血、易感染和再发性疼痛危象以致慢性局部缺血导致器官组织损害。目前尚无明确患病个体遗传基因的构成变化，故病因治疗无意义。治疗目的在于预防缺氧、脱水、感染。发热时查疟原虫和抗疟疾治疗以缓解症状，减少器官损伤并发症；促进造血和延长生命。（第 89、119 页）

蚕豆病：亦称"蚕豆黄""胡豆黄"。个别人因红细胞中缺乏葡萄糖-6-磷酸脱氢酶，在吃蚕豆或吸入花粉后引起红细胞大量破坏所致的一种溶血性贫血。患者迅速出现黄疸、贫血、红茶样尿，须从速就医。治疗后多能恢复。以后应禁食蚕豆。（第 99、102、103、104、117、120、121、170 页）

狂犬病：旧称"恐水病"。由狂犬病病毒引起的急性传染病。主要由携带该种病毒的犬、狼、猫等咬伤而传染。患者怕风，因喉头痉挛而不敢饮水，神经极度兴奋可致狂暴和意识丧失，最后全身麻痹而死。（第 135、136 页）

蛲虫病：由蛲虫所致的寄生虫病。多见于儿童。幼虫寄生在小肠，到结肠成长为成虫。可无症状，或偶有腹痛、恶心、厌食、失眠、夜惊等表现，夜间成熟雌虫爬出肛门产卵，引起肛门奇痒、肛门周围炎和阴道炎。通过抓搔，虫卵污染手指后经口传染。（第 143、144 页）

霍乱：由霍乱弧菌引起的烈性传染病。通过被病菌污染的水或食物传播。多见于夏秋季节。传播迅速，曾几度造成世界性大流行。症状为剧烈吐泻，典型者的呕出物和粪便呈米泔水样，体内水和电解质大量损失而致虚脱。病死率高。治疗在于及时纠正水、电解质、酸碱平衡失调。须隔离患者。（第 145、154、155、156、157、160 页）

熊猫病：全称为"伴有链球菌感染的小儿自身免疫性神经精神障碍"，在某些情况下出现"强迫症"和"抽搐"，主要原因是细菌感染引发身体自体免疫应答而干扰神经细胞及系统的正常运作。（第147页）

早老症：身体衰老的过程较正常快5至10倍，患者样貌像老人，器官亦很快衰退，造成生理机能下降。病征包括身材瘦小、脱发和较晚长牙。患病儿童一般只能活到7至20岁，大部分都会死于衰老疾病，如心血管病，现未有有效的治疗方法，只靠药物针对治疗。（第231、232、233、234、241、242页）

退行性神经系统疾病：中枢神经组织慢性退行性变性所产生的疾病，包括帕金森病（震颤麻痹）、阿尔茨海默病、亨廷顿病等。其发病原因是神经元进行性变性死亡，导致人体中枢神经系统等受损。（第232页）